蕭正儀・著

精神科病房心靈遊記

我的憂鬱你明白

回到天亮的地方

正儀留在我腦海裡的，是一個微光夜晚的印象。

大約二十年前，我初初站上文壇，頗有一些機會與文藝營、寫作班的年輕朋友聚會談藝；正儀是其中一員，且是表現得最積極、樂觀、勤奮的一個，寫了幾篇難度頗高的小說，授課老師都收過她的戰帖——她雄辯滔滔，展現出為自己的理念「雖千萬人吾往矣」的氣概。而這，恰恰好是文學工作者習以為常的攻防氛圍，唇槍舌戰底下仍保有善美之心，雖不同意他人論點卻仍能欣賞縝密酣暢的敘述魅力，每一次論藝，激盪了腦力、拓展了視角。正儀正是此中能手。

有一晚，演講結束，我要回郊區山上的家，正儀非常熱心地跑到校門外為我招計程車。我坐進車內，從車窗再度向她揮手道別，就在車子啟動之間，我看到她站在黑暗中露著燦亮的笑容，很開朗地揮手，在她背後是微微發光的夜。

後來，我有機會得知她那迷離的身世，而且深受免疫疾病所苦需長期服藥，心裡對她充滿憐惜與嘆息。每個人身上都有一本人生故事大綱，我們這一生必須依著大綱所提示的人物情節下筆，一字一句地寫，悲歡離合俱在其中，一日一年地寫，從青春到華髮，最後，寫出自己的結局。我不免猜測，屬於正儀的那本故事大綱，不知何故掉到地上弄濕了，又不知何故跟另一本大綱疊印，使得文字錯置、內容增生，致使她這一生要負荷比他人更多的任務與考驗。

即使如此，我願意相信試煉在其中，解答亦在其中。這幾年，正儀深受憂鬱症之苦，行路步步深之際，仍未丟失寫作者的觀察本能，以自身為探針，記錄憂鬱症病史，佐以昔日擔任精神科護士所接觸之病友故事，聚攏成書，示現了憂鬱症者試圖從黑暗走回光亮所經歷的痛苦、無助，以及勇氣與渴望。

是的，勇氣與渴望鞭策我們去尋找夢奇地。書寫是一種文字療法，但願正儀不要放棄那枝兼具傾聽與傾訴的妙筆，繼續編織文字成為強韌的線索，帶自己回到有太陽的地方——那才是妳本來的住所，那才是故事應有的結局。

名作家　簡媜

為弱勢發聲

曾為大陸女作家嚴歌苓以小說關懷弱勢「絕望的理想主義」而戚然有感。世界文明飛速進展，可悲的是人際之間日益冷漠。文藝的寫實功能剖切出弱勢者的愁苦，同步也呈現了人類痌瘝在抱的情熱。或許這些星星之火終能不熄終能燎原，感染匯成眾擎易舉的拯濟之功。

而我正是個過來人，曾經身為貧病掙扎弱勢的一員，橫遭歧視、排拒甚至中傷，多次瀕臨絕境想要自戕了結……，終因自己那一點渺茫的不甘；以及不忍斬斷親人唯一的盼望而勉強苟活；又終於在歷盡險巇之後倖活成立。如今回首：那生命中一次次的風雪寒涼，躓踣傷重，吞淚在心，常懷疑：「我是怎樣走過來的？」

記得有一次去伊甸演講，那些殘疾者奏樂迎我，我心如割，真想去抱抱他們，告訴他們說：「我是你們，你們就是我！」多少年過去了，愛我的老母，助我的師長們墓木已拱，曩昔的同伴，曾經一同在艱危中相携戰慄的也一個個先後永訣了。

而垂暮的我猶在懸念著罹患腦性麻痺的女兒，知道她很苦，而我竟不能分擔，最怕在路上見到身障者，那是我女，是我心的痛血迸流，而慚愧的仍是我的自恨無力。

誠如正儀在書中所述：「因為夜這麼黑，才知道星星有多美」（〈夜這麼黑〉）。正儀，昔年在耕莘寫作班嶄露頭角，又曾在師大文藝班獲得小說首獎的年輕寫手，在照顧弱勢、自身罹病掙扎之後，她總算是著走過來了。當她得知我是她的前行者，一定就不會再孤獨了，盼她能重拾昔年綵筆，除卻這本親歷的經驗之外，更能以小說為弱勢發聲，提醒關懷。然則就讓我們一同來投身參與星群，期待到群星璀璨，人間的溫熱增長吧！

是為序。

師大國文所教授　楊昌年

愛，是本書最確切主題

我國衛生署國民健康局曾運用「臺灣人憂鬱症量表」調查社區人口，發現終其一生，女性有二〇%人口罹患憂鬱症，男性有一〇%人口罹患憂鬱症，估計憂鬱人口逾百萬。

隨著社會的進步，資訊的傳播，眾所皆知：愛滋病、癌症、憂鬱症，被視為二十一世紀三大殺手，其中以憂鬱症來講，屬於精神官能症，跟精神分裂並不相同；當然，也非碰到眾大傷害，所產生無法承受的情緒症狀，就是憂鬱症；而是必須經由足夠的相關症狀，以及一段期間的持續發生，藉由精神科專科醫師的判定，才能確定罹患憂鬱症。所以，一些憂鬱症狀或稱之為憂鬱情緒，並不等於罹患憂鬱症；而憂鬱症也有類型與輕重之分，這在某些醫師與病人的治療互動上，會產生差異性。

那麼，很多人以為，憂鬱症的發生是因為一個人過於軟弱、不成熟、無力面對狀況嗎？這樣的觀點是缺乏正確認知、過於偏執的未審先判。簡單來講，憂鬱症的發生，主要在於遺傳基因、大腦神經系統的化學作用傳導產生問題，以及情境心理因素。這三者病因，在患者身上所造成的比例不盡相同；並且，也會因個人體質、食物、年齡、內分泌轉化，而有所不同；比如這個患者是情境因素所佔比率較高，則在藥物與心理治療的比率上需要有所不同。

憂鬱症到底能不能治好？同樣的診斷，也會因人而異。輕鬱狀況的，也許半年內可以控制，有的人在三、五年內就能治癒，有人一輩子就在穩定與不穩定間抗爭，有人發病就此走上絕路。這似乎跟癌症差不多，有人末期還能活很久，有人初期即刻惡化。所以，不能說一定是怎樣好壞的情形，也不能說一定是醫師、病人或家屬的責任。但最重要的是，在這過程中，社會文化、醫療體系、病人及其家屬，都必須在不斷地進步。

作為正儀的老師，我認識她已經三十年了，這期間我們都各別也共同經歷過一些事，無論甘苦，都有回頭的亮光。所以，我相信，一向天真、積極、聰明的正儀，一定可以在生命黑暗的谷底，找到亮光，重新站起來。

這本書述說著一個精神科護士到成為精神科病人，這相對角色間的掙扎，尤其是作者有可能藉由小丸子護士作自我的影射，這個矛盾衝突的故事非常值得讀者一看，也提供了許多省思的空間，這裡面護理人員與患者的互動，讓我不禁想到當年教導「護理倫理」這門課程，論到護理不僅是一門科學，更是一種藝術，尤其在精神科，用同理心處理人際關係的藝術相當重要，這一點在本書中的故事隨處可見。

雖然大環境不景氣，人心失迷，種種混亂現象的確都造成憂鬱症患者增多，但是只要家屬親友願意多一點陪伴，社會人心多一份接納的愛，人間就會處處有溫暖與向上的力量。愛，應該是本書最確切的主題。

師大衛生教育博士　楊慕慈

contents

第二部分——從精神科護士成為病人後的醫院故事

第三部分——憂鬱症強勢蔓延的你我須知

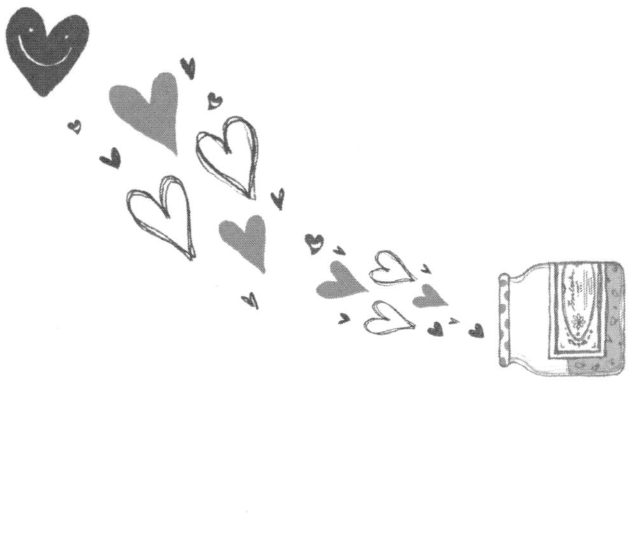

第一部分

從小護士闖進精神科的故事說起

一個從醫院長大的孩子生命的故事，
一個精神科護士的觀察觸角，
一場命運交織的心靈告白！

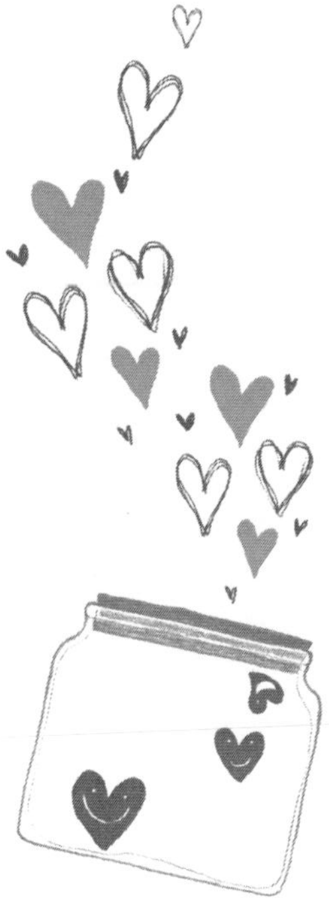

媽媽的手肘

我的人生開始於睡覺。應該說，自我有記憶開始，最先的畫面就是從媽媽的懷裡睜開眼睛，轉個頭發現陽光從窗簾縫隙灑進來，那是我生命的開始。然後晚上媽媽就要拍我睡覺，我則必須一遍遍地摸著媽媽的手肘，才能逐漸入睡。

直到有一天，所有的情況開始改變！那天，媽媽躺在白色病床上被推進了醫院，我不知道怎麼回事，不知道媽媽身體到底怎麼了？只感到很恐懼！但是進入病房安置妥當後，媽媽卻對我說：「妹妹，妳睡午覺的時間到了，上來躺在床上，媽媽拍妳睡覺。」

我馬上拒絕地說：「不要！我不要睡覺！」其實我心裡真正的意思是，我不要睡在病人的床上，我不要跟媽媽擠在病床上，我害怕病床，我害怕媽媽怎麼會躺在病床上。但在那時，我顯然地感覺到，媽媽對我的回答有種落寞的失望。

之後，我的生活改變了，我無法睡得安穩，因為身旁沒有媽媽！我也沒有去幼稚園上學了，因為媽媽看不到我會不放心。我每天生活的世界就是醫院，爸爸是醫師，到醫院上班後，把我送到媽媽的病房待著，然後傭人在病房照顧我和媽媽。

我的世界中心是媽媽，媽媽世界的中心是我；可是，這個世界漸漸的毀滅！一天又一天，一個月又一個月，媽媽經過手術，病況始終沒有好轉。終於，有一天晚上，我偷偷聽到叔叔阿姨們在講，媽媽可能熬不過今天晚上。這是什麼意思呢？媽媽會死嗎？死了就是沒有了嗎？我好害怕，不敢問長輩，不敢看著爸爸……。

第二天早上，長輩們神情凝重地進入病房，然後叫我在病房外的長廊座位上自己玩，不多久，爸爸把我叫進去，要我跪在病房門口，接著媽媽被蓋著白布推了出來，我頭抬也不敢抬，吭也不敢吭，像失了聲掉了魂。

從此我多了一個身分——沒有媽媽的小孩。喪禮出殯那天，許多人都在哭，我跪在棺木旁，嚇得不得了，旁邊的阿姨們都在罵我、掐我、捏我、甚至打我，說我為什麼不哭，可是我哭不出來，我不知道這個世界怎麼像電視裡演的戲一樣，到底發生了什麼事？媽媽到哪裡去了？

每一天，我走在路上，低著頭不斷的問，媽媽到底到哪裡去了呢？是不是去很遠的地方，而有一天會以另外的身分樣貌再度出現在我面前？我一天天這樣找尋著，甚至此後的一生，我尋找著「媽媽的手肘」，那代表著我生命底處的安全、穩妥、信賴。

命運的故事

媽媽過世後，許多大人告訴我，媽媽臨終前特別交代爸爸若要續絃，最好是同科裡的陳阿姨，因為這個陳阿姨善良單純，能夠照顧我；但是爸爸說緣份太難講了，沒有答應；之後，爸爸跟另一位女同事交往，而陳阿姨也因此事傳得沸沸揚揚，而另到別家醫院工作。

不過，事情峰迴路轉。一談到要結婚，爸爸堅持因為媽媽剛離世，不舉行婚禮，而女方則堅持要有婚禮，所以這段婚事宣告破局。第二天晚間，爸爸就去找陳阿姨，表達自己對於續絃婚姻的看法，告知目前的狀況，取得陳阿姨的諒解後，開始朝籌備婚禮的方向邁進。

不多久，爸爸和陳阿姨公證結婚並辦了喜宴。因為不習慣叫媽媽，所以爸爸一直讓我叫她阿姨，也就這樣稱呼到我長大才改口。這過程，我的生活一直在天旋地轉，表面上，好像認識並關心我的人增多了，陳阿姨的父母親戚等整個家族，加到了我們家來，一下子表哥表妹也有了，我不再是所有人目光的焦點，不再是獨一無二的小公主。

我面對入學，開始一個人坐公車上小學，面對沒有媽媽在的日子，我常在學校往返的路上，在心裡跟媽媽講話。即使我很輕鬆都可以考一百分，也要媽媽保佑我通通都可以考好。

從小，我就是一個很會偷聽大人講話的小孩，因為我沒有玩伴，總把大人的聊天講話，當成我的想像童話。在兩個弟弟相繼出生，我剛升上小學三年級的某一天，我聽到阿姨在跟三姑六婆般的鄰居，說到我不是爸爸親生的女兒，也不是我媽媽親生的，因為我媽媽根本不能生育。

我偷偷地把這些話像放在枕頭底下一般的摺疊好，思考每一樣的細節，注意爸爸與阿姨對待我的狀況。但是，那時我能怎麼樣呢？雖然電視裡有很多孤兒流浪記，一個小孩帶著一隻狗去流浪，但是我連狗都沒有，我不能離開爸爸！我如果安安份份地保守這個秘密，我就是名醫的女兒，否則反倒引起家庭紛亂，引起一堆人的驚訝與不安！去找親生父母也不一定能找得到，搞不好生活很苦，還是當我現在爸爸的女兒好，出去只會自己吃苦頭！所以，去向爸爸揭開秘密，絕對不是一件聰明的事。

這件事直到我二十多歲後，爸爸才在偶然中得知，原來我早就知道自己的身世，問我為什麼不問他？不想去尋根呢？我回答：「我為什麼要去找那丟下我的，而不珍惜我現有的？何必花這個功夫呢？在我這一生，我只有一個爸爸，就是您！」

之後，爸爸才告訴我，原來爸爸跟媽媽結婚後兩三年，就知道媽媽不能生育，當時也沒有方法可以醫治，爸媽就在想領養一個孩子，但無論兒子女兒，都沒有媽媽喜歡的，而且媽媽的身體越來越糟，醫師說可能只有五年可活，但就在那時，我出生了，媽媽看到我的第一眼就想要領養我。

是什麼樣的命運，使一對不孕夫妻等待了十年？是什麼樣的力量，使一個明知自己命不久矣的女人，投入那要扮演母親、撫養非親生女兒的爐火中？

我逐漸的相信，一定有一位造物主決定、安排、並主宰了我的命運，甚至可說是我們所有人的命運；所以一切的事情都不是偶然發生，背後都有一雙萬能的手，導演著我們命運的故事。直到我認識主耶穌，信入基督後，我越來越證明我成了一齣戲，演給天使與世人觀看，看見沒有一件事不是出於主耶穌的旨意的。

我為什麼選擇精神科

其實我從小到大，從來不喜歡醫學護理的科目，因為我連自己都照顧不好，從沒做過家事，粗枝大葉、手腳笨拙，怎麼能當護士呢？偏偏父母一輩子都在醫療界，家裡的環境是這樣，認定醫護背景的專長不會沒飯吃。

當護士，可以有更多機會，體認生老病死的人生舞台，讓我學習思考著一篇篇關於生命的故事。

但在學校中，我只有心理學、精神科、公共衛生、婦產科等，是比較能考好的項目，內科與外科護理一團糟。到了實習過程，在婦產科實習時很慘，因為我連幫女病人導尿的技術，都從未成功過，幾次把導尿管插錯地方後，就再也不敢碰了！到了接生的產房，根本不敢替病人做檢查，只會待在門口，等著收理胎盤。

精神科實習第一天，才剛進病房，護理站就發生一陣混亂，有個長得有點像阿諾史瓦辛格那樣高大，自稱宇宙之王的精神分裂症男病友，突然怒目兇狠起來，追打著一個嬌小的女護士，直到其他工作人員把他抓起來綁住才稍微停止。那時候我在想，為什麼這個病人別人不打，偏偏狠揍這個看起來溫柔的護士呢？一定有些原因吧！那麼，什麼方法可以讓病人不打人呢？不管再怎麼混亂發病的病人內心，應該都有一片鏡面，反應著誰是對他好的人。

所以，只要你是真心關懷尊重病人，再嚴重的病人，我相信在他的心靈，都會有那麼一絲心電感應的。

當時我在想，如果將來我當精神科護士，我一定要成為病人可以信賴的人，打破護理人員一定會被病人打的紀錄。實習結束後，我馬上普考及格，在一家還算不小的精神科醫院工作。

當然，我也曾想，如果我要在此精神科護理發展，我得再去讀書，要進入更大的教學醫院工作；否則，擔任精神科護士就只是我人生穩定收入的一個過程。我喜歡思考，喜歡文學、藝術、哲學、心理學、精神醫學，這是我年輕時的夢想；但在我碰觸的過程中，很顯然我不喜歡固定的工作，在護理這一面，我的天份與發展有限。於是，我為自己訂了一個目標，我要在二十五歲前，轉業成為一個文字工作者。

然後，我完成了這個目標；並且，我從來沒有被精神病人打過。我的病人記得我，我也記得他們。

最漫長的一夜

我剛畢業擔任精神科護士時，有一次上大夜班，那是我人生所遇過最漫長的一夜，一夜八個小時，如同八年。

那一週，是我第一次輪大夜班，我不知道這位患者是怎麼住進醫院的，只知道他是老年精神分裂患者，轉到我們這個病房。沒有任何家屬，所以是被里長送進來的，他一直以精神病院為家，進進出出的；這一次也由於精神病病情影響，根本對於治療及檢查無法合作，身體機能大幅衰退，拼命的嘔吐，吐出一堆像胃液膽汁類的東西，令人看了極度噁心。

我不明白這樣的病人怎麼會在精神科？不是該先處理內科問題嗎？現在，根本不知道他有什麼內科問題，只知道一個長年被精神病困擾的七十歲獨居老人，被送進經常出入的精神科病房，因著精神病病情，還得全身被約束在床上，以免他傷害自己。

那年，我只是個二十歲不到的小護士，什麼也不能做，只能眼睜睜的看著病人從清醒到昏迷，不斷地嘔吐出膽汁，但我沒有任何醫囑要如何處理，只能不斷觀察著病人的生命徵象，然後把他吐出來的穢物清理乾淨。

在我最後一天值大夜班的時候，我知道這個病人快不行了！每次巡完病房其他床位，我就會搬張椅子，坐在這個老人病床旁，看著意識不清的他吐得更嚴重，但我能做什麼呢？面對生命的消逝，我什麼都不能做，只能泡杯咖啡坐在旁邊，幫他處理病床周邊、嘔吐的穢物以及注意生命徵象。吐出的胃液膽汁，顏色又與我手裡的咖啡類似，這真是一場荒謬！我一邊喝著香濃的咖啡，一面看著跟咖啡顏色類似，混著血腥味，令人做噁的嘔吐物。

我絲毫無能為力，面對老人生命的消逝，除了祈禱他不要死在我的班上，讓我難過以外，什麼也不能做！那是一種深沉的無力感，我不斷地問自己，這就是我的工作嗎？有一天，我會不會變成對生命冷血、生死無謂的怪物？有一天，我會不會對生命的熱情消逝，只為糊口飯吃而工作？……我深深地打了個冷顫。

時間滴答滴答，每一秒都那麼的漫長，我多麼想從時空劇場裡跳脫啊！很想逃，卻又逃不了，那是我偉大神聖的護理工作嗎？什麼也做不了！我很困惑……！

就這樣無奈地挨著時間過去，終於，日白天曉，漫漫長夜要過去了，我等著趕快下班，我不知道下班是否能忘記老人，但至少我可以不再面對種種的無奈！

據說，在我下班後兩個小時，老人就斷氣了。我是不是該慶幸自己不必作臨終護理及屍體處理呢？那個年代，可不像今日，有生命禮儀公司統包，護士該做的一樣也不會少。但到底是外在的工作使我恐懼，還是內在的無奈與徬徨使我感到迷茫？

隨著歲月的流逝，我並不曾忘記，那漫長的一夜，我內心的糾結、困惑與恐懼！老人躺在床上嘔吐與掙扎的影像，偶而總在我腦海出現，也許這是一個永遠無法解答的難題，我不明白！生命真的沒有貴賤之分嗎？我相信，有一天在我的世界裡，會有平等與平和的、會有對生命的尊重與熱情的！史懷哲說過：「善，乃是維護並促進生命，強以意志，益以熱愛。」這也是我活著努力的目標。

沒有答案的答案

對於阿福逃跑的那件事，每當我記憶起來，其過程始末，似乎沒有是非對錯，也沒有答案；沒有答案，也許正是無解的答案。

那天，去醫院接班的時候才知道，阿福趁著吃午餐的時候逃跑了，他一向都是很能跟醫院合作的病人，這次為什麼逃跑？我相信跟他最近的家庭變故有關。

阿福與妻子結婚十二年，生了兩個孩子，但阿福時常發病，在醫院來來回回，養家活口的重任就落在妻子身上。他的妻子是做美髮設計的，勉勉強強養活孩子，丈夫的醫藥費更需要政府補助，但真正累的，還是丈夫躁鬱症一發病，非得立刻送醫。

剛認識阿福時，覺得他已經算是命好的了，因為他妻子每週都會來看他，而大多數的病人，家屬個把月才來送零用錢及衣物，或者一年半載難得來一次。像阿福妻子這樣對待他，每週探望，且只要病情穩定、醫師同意，就會接他回家，這樣已經是非常不容易了！

當年二十多歲的我，一直把阿福跟他妻子的感情，想像出一幅真愛的畫面，以為「夫妻本是同林鳥，大難來時各自飛」，這樣的情形一定不會發生在他們身上。阿福生病這些年來，照顧他的都是妻子，他的父母也不在人世了。但是，我真的沒有料到，現實就是這樣殘酷的發生了。

那天，我們醫院收到一份通知，要我們證明阿福的病情，原來是阿福的妻子向法院訴請離婚。這令我們幾個護士都很訝異，除了心裡有底，要處理阿福的情緒，甚至可能導致的種種發病情形之外；每個醫護人員心裡更是五味雜陳，有人說：「將來誰會照顧阿福呢？唉！」也有人說：「照顧阿福是很辛苦的，一輩子這個病纏繞不休，他老婆才三十幾歲，就這樣埋葬掉自己的人生，不是太可憐了嗎？」當時，我聽了什麼話也沒有說，因為我不知道誰可憐，總之不會是我們這些處理善後的護士。

阿福知道妻子離婚的訴請，所以從醫院逃跑了。我想他的妻子雖然學歷不高，但卻有處理的智慧，因為結局是她通知醫院阿福回家了，經過與醫師的討論，知道怎麼說服阿福，然後我們去把阿福帶回醫院。

後來的幾個月，阿福的妻子照樣每週來看他，我不知道離婚的事處理的怎樣？因為阿福不是我的病人，我不敢直接問阿福。只知道醫院處理的目標，就是在心理治療上讓阿福接受並體諒妻子的情形，並且配合藥物，以及生活情緒的多加觀察。

後來，阿福轉到別的病房，我依稀知道他跟妻子還是離婚了，但他妻子還是會帶著孩子來看他，給他一些生活經濟上的幫助；或許，這是另一種很好的結局；不再是夫妻，卻仍然有情有義；我也不知道他妻子這樣的探望在離婚後會持續多久，但能來已經很不錯了。

到底誰比較可憐？病人或者家屬？沒有對與錯，只有命運的捉弄！無論如何，這都是一種萬般無奈的沉痛吧！沉痛，這可能在我心裡，一直是一個沒有答案的答案。

跛腳阿蘭

每當有人問我：「當人生到達沮喪的極點時，妳會不會選擇跳樓？」我的答案會猶豫半晌，然後告訴你：「我想，應該……，不會吧！」接著我會提起，比如怕自己太胖摔下來可能壓死別人，或者死相會難看到嚇死人，等等搞笑的理由；但其實，在我腦海裡，一直忘不掉阿蘭的影子。

阿蘭曾是我照護的病人，患有精神分裂症，經常會聽到聲音有人叫她去跳樓。所以，她的腳一拐一拐，肌肉骨頭都變形，每次住院進來，行走站立狀況就更嚴重，因為她又跳了一次樓。

但她怎麼都沒摔死呢？因為她都從自家二樓陽台跳下，每次又都撞到樓下的遮雨棚，所以頂多是骨折。我也一直以為，一定是她媽把她關在家裡，根本沒有機會到別處高樓大廈往下跳，直到她最後住進療養院的那次，我逐漸找到了一些線索，明白事實真相。

初戀的震撼

阿蘭在醫院裡，脾氣非常暴躁，經常情緒不穩，時而自言自語（可能是聽到有人跟她說話），怎麼看都是一位個頭小、又醜又令人討厭害怕的中年女人。但是，無論如何，她是需要被照顧的病人，我只要想到這一點，就覺得她的可愛；雖然我比她小很多很多，但是她的心需要我的撫慰，我覺得自己很重要。

經過一段時間對她的了解與溝通，知道阿蘭是獨生女，從小個性驕縱，雖說應當受盡父母家人疼愛，但她那作為公務員的父親，對她期盼很高，且是個要求仔細、非常嚴厲的人。一方面，她敬仰父親；另一方面，她非常懼怕父親。

大三那年，系上來了一名新的教授，這名年輕的教授擁有不同於以往傳統的教育理念與思想，尤其是那親切的關懷，打開了阿蘭原本非常封閉的心靈，漸而展開了一場師生戀，這件事被學校知道傳開，阿蘭的父親知道後，十分震怒，甚至把阿蘭關在家裡鎖在房裡，根本不讓其出門。

父親的意外死亡

就在這時候，阿蘭的父親遭陷害被檢舉貪污，這對一向要求完美的人而言，是個莫大的恥辱，他受不了鄰居同事的冷言冷語，輿論窮伐追究，終於在某天晚間，服用了大量安眠藥，從自家陽台跳樓自殺身亡。當時，他們還住在十樓的華廈。

「不——！」阿蘭狂吼，整個人崩潰了！她開始聽到聲音，像父親的聲音，叫她也要一起跳樓……。並且，她不斷地覺得自己骯髒、污穢、羞恥，根本不配活在這個世界上；又出現妄想，認為自己是某種充滿毒害的生物。

母親看見阿蘭這情形，再也無力承擔，一方面，把阿蘭送進醫院；另一方面，舉家遷離到市郊公寓。

接著的十幾年日子，阿蘭就在療養院裡來來回回，在家跳樓骨折，腳傷稍微好點就被送進精神科；不然就是好了沒幾個月，在家裡又病情復發，鬧自閉，母親沒有辦法，只好再往醫院送。

母親的車禍離世

有一年夏天，母親知道阿蘭病情不穩定，關在家裡可能有危險，所以買完菜後急忙趕著回家要送阿蘭去醫院，不料卻在回家途中的路口，一時不注意，竟被疾駛而過的轎車撞倒輾過，送醫急救後不治死亡。

從此，阿蘭的餘生沒樓可跳，就住在療養院裡最安全，一跛一跛地，用藥物控制著病情。醫護人員成為她唯一且最可靠的家人，也是她病情好時唯一可傾訴的對象。

我永遠也忘不了跛腳阿蘭的身影，她的憤怒、她的傾訴、她的情緒。我相信，即使在我離開護理工作許多年以後，我也不會忘記她；我會默默為她祈禱，希望她能有一天真正康復，重拾歡顏，活得更好。

傷口

阿龍手上的傷口，一如我心中的傷口，永遠無法忘記。

阿龍罹患嚴重的躁鬱症，有家族性精神病史，父母早逝，一個自殺，另一個車禍身亡；唯一的妹妹，有精神分裂症，在外流浪，不肯就醫也不知去向，遊走街頭，被人搞大了肚子，也不知孩子的爸是誰。

阿龍病情穩定出院時，會找到妹妹照顧她；一旦發現自己快要發病，會自己來住院，妹妹也沒人管。簡單說，阿龍是個沒有家的人，也沒有親友，唯一會來看顧他，給他點零用錢的，是他那賣水果的老闆，因為阿龍身材魁梧，工作賣力，老闆就讓他睡店裡，不到三坪的地方，是他的住處；或者就直接睡在沿路賣水果的卡車上。

住院的時候，阿龍只要狀況一穩定，總會幫忙大家，尤其別的病友出狀況時，他總會幫醫護人員把發病的病友抓住；更穩定一點時，他還會幫忙打掃，然後醫院就會給他些零用金。對我們護理站人員來說，阿龍就是「自己人」。

因此，我們常從他的眼神中，就能探之其是否發病，這前兆的掌握與預知，對精神科專業來講是很重要的。

即使如此，我們給他加藥，也無法阻止他的病情往下掉。有一次，我們發現他把自己手掌虎口的地方咬傷，即刻幫他包紮傷口；但沒有用，他還是把紗布扯掉，繼續撕爛擴大傷口。

不得已，我們把他五花大綁約束在床上，但還是沒辦法，他不斷掙扎，身上的傷更多，原來手掌的傷更擴大到潰瘍狀態，而且開始發燒，這表示已經受感染了。

那晚，我告訴醫師，現在的狀況可能醫治他身體的感染比躁鬱症還重要。應該把他綁去綜和醫院治療，但醫師沒有處理，只說要幫他買消炎針施打。

接著我放假，過了一天去上班時，看見護理報告，才知道阿龍已經因傷口感染，引發全身敗血症死亡。他死的那年，才三十歲。

如果阿龍是個有錢有勢，或者某名人政要的兒女，也許不會遭受這樣的對待；當然，真是那樣的人，也不會住到我們醫院，在同事們的眼中，我們已經對阿龍很好了！

阿龍那無法癒合的傷口，似乎也成為我內心無法癒合的傷口。許多年來，我沒有對任何人說過……。

第二部分

從精神科護士成為病人後的醫院故事

多年後，
當年的精神科護士變成精神科病人，
該如何看待現今精神科生態，
以及病人的心語，
在無奈中找出充滿希望的愛！

護士變成病人

護士也是人，當然也會生病變成病人，這不稀奇；但是，一個精神科護士，有一天變成精神科病房的病人，這比較讓人難以不好奇。一如當年倪敏然的主治醫師也自殺成功，造成新聞，甚至讓人懷疑找精神科醫師是沒用的，醫師可能比病人更有病。問題是，大家可以接受肝癌名醫也得了肝癌，但不能接受精神科醫師也有精神疾患。當然，姑且不論有病的醫師能不能繼續看診，但是得了自己專治的病，總讓人困惑。

我為什麼會得精神科疾病——重鬱症？自出社會至今，轉換跑道從護理工作到文字工作都還算順利，加上我不斷吸收新知，是個跟得上時代的年輕人，憑著一枝筆，一股熱情，不能說打遍天下，卻也小小的縱橫了南北，歷經多種提案、比稿戰場；再加上工作環境周遭，總有些朋友支持著我，有許多關心我的人會擋在我前頭，於是我從不擔心會沒有工作，或者說生活沒著落、經濟有問題，這些失敗的亂象，都不該發生在我人生的廚房中。無論如何，我總還可以憑著一絲對人的信任與熱情，以及旺盛的戰鬥力，確切的人生價值觀，不斷地往前奔向目標，力求讓自己進步更進步。

當我投注最美好的青春，以為可以傾注後半生的工作，卻發生了變化；最愛我的丈夫，竟然欺騙我欠下巨債。一切可以信任的、有安全感的，突然間全然消失，我變成是一個中年失業又債務纏身的人，這完全不在我人生的計畫中！

雖然不能說，從來不認為自己會輸，但卻從來不認為，自己會落魄到立身的舞台都沒有！似乎真的一無所有了！我若一顆石頭拋向懸崖，不斷地沉落谷底，且無聲息。

我人生的黃金期，就這樣沒留下任何蹤影嗎？是這樣毫無價值與意義嗎？懷疑代替了信心，不安淹沒了平安，我困惑著，甚至埋怨著。

經過一段時間，我發現我的思考、性格、生活大為轉變，再也沒有什麼力氣，找不到一個可以施力的地方，聽不到任何肯定的語言，於是我像鴕鳥一樣把自己躲起來。我真的沒有辦法控制我的腦袋，一個用腦的人，發現自己根本沒有辦法控制自己腦裡的情緒、思考、生活，這是一件多麼可怕的事！

這樣的景況，比幼年失去母親更令我措手不及，自己還擁有什麼呢？就連信仰都成了一種壓力，徬徨又踉蹌，再不知道什麼事對我是有意義的？過去的人生豪情，只留衣襟晚照，一抹斜陽，不知何處寄孤舟。

我彷如拳擊賽中的輸方，任何能量的補充都已失效⋯⋯。

屋漏偏逢連夜雨

從二〇〇五年十月，我發覺自己越來越不對，一個這麼有衝勁的人，怎麼能突然之間，對一切失去了興趣，整個人好像遍體鱗傷地爬也爬不起來，一點動力都沒有！但事實上，我原本是個熱情積極、追求進步、迅速，要求使命必達的人，卻在突然之間，整個人都變了！

因為老公的欠債，對於人與錢，我都產生了極大的不安全感，覺得自己深陷窘境，無路可走，工作又找不到，沒有穩定收入，被人拉去做電腦直銷，又賠了一筆錢。

當時，我每天在家看韓劇，看多買賣熟了，就去大陸遊玩時帶了一大箱韓劇回來，看完了在網路上賣，沒想到被台灣代理商偕同警察抓到，控告侵權，那時我天天恐懼著警察，甚至在家把醫師開給我的安眠藥都吃了。

這時候，一線生機的出現，是教會鼓勵我參加在中部的一季訓練，遠離台北，好好的讀經禱告，這讓我找到了可依靠的地方。但是，學期結束，我還要繼續參訓嗎？我覺得我要振作起來，要工作，要讓自己的憂鬱症好起來。很幸運地，我在三個月內找到了一個新工作，我甚至跟我的老闆娘坦承我有憂鬱症，但她仍然錄用了我，我對她充滿了感激之情。

這份感激知遇之恩，讓我投入全心全力在這份工作上，也有不錯的表現；但重要的不僅是表現的舞台，更重要的是我跟老闆娘間的契合，讓我覺得多麼的可以託付，從來沒有一個工作的上司，讓我感到腦力彼此可以充滿電光石火！只是，誰也不知道原來這樣，也會越過人與人之間的安全線，她既是老闆娘，我又把她當好朋友，傾力付出，所有的線團就會糾結在一起弄亂了！

第一次住院

從沒想到自己有一天也會住進精神科病房，過去我待的地方不該是護理站那個鳥籠嗎？怎麼突然成了病人睡的病房呢？

門診時，我告訴醫師：「我覺得我全身都有罪，我對不起所有的人，我是個騙子！」醫師看我的情緒極度不穩、煩躁不安，就建議我住院，先脫離當前的工作環境，我也就這麼同意了。

在工作穩定愉快的那一年多，我本來幾乎完全好轉，一個月拿藥一次，藥物降到睡前最低的劑量。但是，如今一切都變了，因為工作產生了威脅與不安全感，跟老闆娘這麼好的感情，為什麼會改變？為什麼不信任我？我所寫的正面積極充滿愛的文章，難道根本不在我的工作生活中出現嗎？這給了我極大的痛苦，我覺得自己是個文字的騙子，我寫的一切都是假的，那些觀念與美好，根本不是我！

我覺得我正要失去我的舞台，失去我的工作，失去我的一切。這一年來，我是這樣全然投入我的工作，我對老闆與老闆娘是這樣兩肋插刀，不顧一切，為什麼會變成這樣呢？我不小心說的話，不能獲得他們夫婦的原諒，這樣叫作彼此有愛嗎？這樣我還能傳達愛嗎？我困惑又迷惘。

當時我發病就是這樣，直到我必須一直練習明白，一切的一切都不是是非對錯的問題，而是人生悲歡離合聚散早有預定時間，不能奪取強佔。一切的境遇，背後其實都有神美好的心意，只是當時我們不能明白，總要等到驀然回首時，有無限的感恩與讚嘆。

別恍神了！

住院第一天，因為我完全不了解這個病房，也不知道病友們的情形，萬一不小心碰上對方的心靈地雷區，那可就麻煩了。所以，我還是做好一個重鬱症該扮演的角色，就是誰也不理，什麼也不感興趣，偶爾在護理站前晃個幾下。

之後，有一個男病友過來跟我打招呼，他說：「妳是第一次住院的吧？」我點點頭：「你怎麼知道呢？」

他說：「因為我看妳有時很恍神，不知所措的樣子。」我聽了想，喔，「恍神」這樣的世代新名詞跟我之間的關係，好像還第一次聽到哩！

我也表達善意的說：「那你呢？怎麼會住進來？」

他說：「我已經病了快十年了啦！現在比較好，已經從重鬱症的重度轉中度了。」

「喔！那這次為什麼住進來了？」我問。

「因為我可以幾天不睡覺，要完成一件案子；又有人際關係的困擾，辛辛苦苦完成案子，卻反而被老闆資遣。」這個回答顯然讓我升起頗有同感的無奈。

我問：「那你本來做甚麼工作呢？」

他說：「手機工程師。」這又讓我暗想，病房裡果真臥虎藏龍，如果他們沒有病，如果能治好，那是對國家社會多大的貢獻啊！

當然，我抓住機會就請教他一些手機的問題，我希望讓他知道，他是被肯定的。

就這樣扯了半天，我對他說：「真是謝謝你！」

他還特別說：「有什麼問題都可以討論的，這病房我住過很多次，所以不要擔心，不要焦慮，也不要恐懼。」

連我是否「恍神」？病友都觀察的出來，還真是不容小覷。原來，有時候病友比醫護人員更敏感，也更願意彼此幫助。

我會永遠記得這第一個幫助我的病友。我相信，我們都會好好的，並且越來越好。

好奇是一種什麼情緒？

團體治療中，心理治療師問：「大家說說看，『好奇』是什麼？正向或負向情緒？」

某病人回答：「『好奇』是尿片，為了幫助大家回到嬰兒的舒適中……。」

心理治療師翻著一張張紙片問：「為什麼大家寫出來的情緒都是負面的呢？」

病人答：「不就是因為這樣才要住院嗎？不然來這裡做什麼？」

有時候，我真不明白，沒有進入狀況的，到底是醫護人員還是病人呢？治療人員真的願意心貼心的了解病人嗎？如果，沒有同理心，每個人都會像刺蝟一樣，不管是醫師或病人。

小丸子護士

在病房中，我告訴我的主治護士：「我做精神科護士的時候，妳還在搞不清除加減乘除哩！」

沒想到，她很有自信地說：「那妳就看看這些年有什麼變化囉！」這點反應，有點像攻防戰，但我很喜歡，有人沒被我打倒，值得慶賀。

接著，住院中只要有事找她，我總會在護理站旁喊著：「小朋友，小朋友！」然後她說：「我不是小朋友啦！妳應該叫我名字，或者是李護士。」

我說：「因為妳在我眼中，很像當年我當精神科護士的某些特質，所以妳是小朋友啊！」

她突然歪著頭問：「那我是一個三十五歲的小朋友囉？」

我回答：「嗯，那我應該就是十八歲的俏妞！」

無論如何，她知道這不是重點，重點是我在表達一個意念：在我心中，妳是所有護士中，最與眾不同的；所以我想騰出腦海的一點空間，接納妳很久很久。

但是，顯然「小朋友護士」我又覺得不好玩了！於是，有天我開始叫她「小丸子」，她說：「為什麼我又變成『小丸子』了呢？」

我想告訴她：很多事，沒有理由、沒有答案，也不需要問為什麼；只是同樣一個人，即使在相同的人心中，也會因為時空位置的轉換，而在內心產生不同的條碼，何況同一個人呢？有更多的新條碼，應該會增加更多大廠名牌的安全感吧！

不過，我還是對她胡謅一通，比如：「嗯，因為妳今天穿粉紅色的制服，而妳又個兒小小的，頭小小的像櫻桃小丸子，頭髮像泡麵裡的張君雅小妹妹。所以，妳應該叫『小丸子護士』！」

我看她也聽得霧煞煞，但我喜歡一種取外號或綽號的感覺，那表示我與妳之間，有一個快樂的祕密；妳知道我部分的感覺，我也願把妳藏在我心中。或者我在想，目前流行的所謂網路暱稱結群組，是不是基於這樣的內心需要呢？太正式的人際關係，是一種內心壓力；所以，也可能是我把網路世界帶到真實生活中來？

總之，這樣的感覺不賴！也許一個人有幾百個暱稱、綽號哩！在千變萬化搞不清楚的符號中，可能正是另一種清楚的線條。

我所在乎的

有天晨間治療時，小丸子護士問我：「妳都躲在房間裡做甚麼呢？」我眼珠子轉了一下，回她說：「思考出院以後的事啊！我想，我應該寫一本精神科病房手札；因為我離開精神科護理界十八年後，成了精神科臨床病人。這應該挺好玩的吧？」

小丸子護士面對我的語言挑釁，居然可以非常理性又充滿真心與熱誠的跟我說：「我不在乎妳寫不寫我，或把我寫成怎樣，我只在乎妳出院的時候，病情能夠獲得多少改善……。」

小丸子護士這樣的回話，的確讓我眼睛一亮，刮目相看！看來這個小丸子還有兩把刷子，分得清楚專業界線，有真誠、熱心，又負責任，絕對不會隨著病人的情緒而有所起伏，這是非常不容易的。於是，我開始相信她。

雖然有點被打敗的感覺，但我默默感謝神，好像小時候孤單的我，找到了玩伴一樣！

用蠟筆畫畫

我住院的第一週，狀況很不穩，醫療團隊還沒決定要如何治療我。那時，住院對我而言，就好像一隻老鼠，在風雨中躲進了貓窩。

某日下午，我跟主治護士吵著：「我很煩我很煩我很煩……！」當我講「很煩」的時候，表示我的憂鬱與焦慮在難以承受的狀態中。於是，我那小丸子主治護士，就給我一顆藥，說是醫師開給我，突然有狀況時可以給的藥。吃了藥後，的確我的情緒沒有那麼煩躁。

接著幾天後，我又去跟護士鬧著要吃藥，依前例可循，護士很輕鬆的給我藥吃就可以了。但是，小丸子護士這次卻堅決不給我吃藥，她說：「妳畫畫好嗎？」我聽了真是莫名其妙，我又不是小學生，還要畫畫。接著她又說：「把妳現在的情緒、感覺都畫下來，然後我們再來談談。」

「我不要——！」我當場拒絕，但她卻說：「我可以給妳藥物就解決了，可是真有一種藥，可以立刻醫好憂鬱症嗎？」

然後她二話不說，就到櫃子裡拿圖畫紙與蠟筆，把我拉到圖書區那一角。我心想，這小丫頭也挺野蠻的，但隱約中，我知道她是在做一件有良知、有專業之正確的事，所以我只好坐下來用蠟筆畫畫。

用蠟筆畫畫，這好像是我幼稚園及小學時代的事。但我知道，我回答不願意是焦慮狀態的反應，而她所做的是對的，可是這能夠馬上解決我的問題嗎？我很懷疑！然後她又特別叮嚀我：「妳必須要用左手畫畫喔！」

臨走特別再說：「妳可以不限時間的慢慢畫，但記得要用左手喔！」

我畫什麼呢？在我心中，只記得在這個工作剛上班時，老闆娘說過：「我希望妳不要有壓力，因為我不要成為那壓垮妳的最後一根稻草！」而事實上，她成了最後壓垮我的一根羽毛。

於是，我畫了一幅景色，海天一色中，一根羽毛孤獨地飄在海面；陽光，像一粒花生米那樣遙遠；天，靜靜的黑去，將海的世界吞沒。

不到十分鐘，我就畫好了，把小丸子護士叫來；接著，她就跟我面談，談我的畫，每個圖像代表什麼意義，直接解釋給她聽。說著說著，無論過去的傷痕，現在的困境，未來的茫然，總似乎在許多無奈中，交代著我的前半生，而忘了此刻內心的情境。

說完後，我記得很多朋友是左撇子，不禁問：「那左撇子怎麼辦？是不是就不用畫畫了？」

她說：「嗯，這個問題我等下查查資料。」

我以為她所說的應該是明後天告訴我答案，或者根本忘了這事。但出我意料之外，她居然十分鐘後出來跟我說：「我查到了，如果是左撇子，就用右手畫畫；因為每個人發育成長中，在情緒面是先發展哪一腦，並沒有特定性。」

這個答案確定與否，我並沒有特別找資料查證。因為，我對她的求知慾、認真、上進，充滿了肯定。

接著過了幾天，我又開始焦慮煩躁，當然小丸子護士故技重失，立刻去拿畫紙與蠟筆，把我拖到餐廳，要畫現在的心情；但現在的事實是，除了我的工作，除了生命中太多的疑問與心痛外，我真的不知道心中有什麼？想想，畫我最喜歡的大熊貓吧！

我畫完兩隻大熊貓在啃竹子的畫面後，拿給她後，她看著畫對我說：「很好，有進步啊！至少這兩隻大熊貓有微笑、很可愛哩！但是，有一個問題，妳為什麼只用黑色蠟筆畫大熊貓呢？」

我一臉惶惑地說：「大熊貓全身除了黑色與白色外，難道還有別的顏色嗎？大熊貓是黑色與白色，吃的竹子是綠色，我沒搞錯啊！」

想不到她居然還能說出：「妳可以賦予大熊貓別的顏色啊！」

「啊——！喔，妳真是太有創意了，不如下次妳來畫，或者妳可以禱告，找到神所創造另一種顏色的大熊貓！」這真讓我仰天長嘯。

真是輸給她，這到底誰有病啊？擠著看大熊貓的人，或是我這個愛大熊貓的人，或是像眼前這個，似乎還搞不清大熊貓長相的人？無論如何，感謝神給了我們一個無限寬闊的天地造物。

我該如何對待你

記得某天晚上，有一個男病友對護士發怒嚷著：「妳為什麼對我這麼兇？」

那位看起來有把年紀的女護士也吼著：「我沒有對你怎樣啊！」

在這一觸即發的火線上，幸好護士進了護理站，男病友也被別的病友拉到一旁。但這件事所產生的問號，始終在我心中盤旋著。我不明白，精神科醫護人員不是應該很會處理自己的情緒嗎？如果不能處理，至少要守住上班時間專業的精神態度，這是最後一道防線。

記得當年我離開護理界的時候，感到最驕傲的有三件事。第一，當了六、七年的精神科護士，我從來沒有被病人罵過、打過，那時做精神科工作，除了薪資還不錯，更有危險津貼，因為從無人能逃過被打這一關。其次，在我值班的時候，從沒有發生病人死亡事件，無論自殺或他殺。最後再者，我深感安慰的是，雖然許多同事不見得了解我，但在我決定離開的時候，有個住院醫師告訴我：「我發現妳在病歷上寫的護理報告最完整！」

時光荏苒，如今我發現，在精神科病房，打罵爭吵這些事，並不會因為時空改變、醫療品質提昇，而有多大的變化；行政程序再改進，也無法完全改頭換面；一如四季的氣候變化，不管氣象報告掌握的多準確，該來的颱風不會少。

就像過了幾天，我又發現某個身形高壯的男病友，在護理站櫃檯前，將外出的簽到簿拿起來撕爛踩扁，吼著：「這是什麼規矩？究竟妳是把我當病人還是犯人？」

遇到這種事，通常我會閃到一旁的安全範圍，卻又忍不住的多看幾眼，好像一個無辜小孩，看著家暴上演一樣，充滿疑惑與恐懼。但我畢竟不是小孩，只是不明白，到底是誰生病了？無論答案是什麼，我確定一件事，不論每個人的年齡資歷角色如何，只要我們相遇在同一個時間空間裡，都在彼此學習著生命內在的成熟，心靈上最美麗的自由舒放，沒有傷害，只有相愛。

可以簡短說明嗎？

在我住院沒多久，住院醫師找了我會談，了解一些情況。因為彼此都還不夠熟悉，所以我講話速度比較快，幾句話後，醫師突然問我：「我們這樣談話的模式，妳可以接受嗎？」

「可以啊！我大概都能了解！」我心想這有什麼問題呢？他的溝通方式才像莫名奇妙天外飛來一筆哩！

接著他說：「妳可以試著把對問題的答案在五句話內講完嗎？」

我楞了一下，心想他肯定是在測試我有沒有輕躁症？有沒有答非所問的情緒狀態？所以，我很確定的跟他講：「當然可以囉！我說話的快慢速度，甚至說與不說，通常要看跟我談話對象的智慧與領悟力，即使我不開口，只要一個眼神，對方就能了解我的想法，而我也能明白對方的心意。所以，說與不說，說多說少，這是件互動的事，而非多一句話少一句話的問題。」

我望著他稍感挫敗的臉龐，主動問：「那我們現在可以開始了嗎？三句話喔！我儘量在三句話內講完。」我想這樣的回答應能表達我的友善，因為他要求五句話，我自動把他升級為可以用三句話溝通的對象。

林語堂說過一句很有名的話：「寫文章就要像女孩子的迷你裙，愈短愈好！」雖然現在似乎有點過時，卻仍是很妙的比喻。同樣講話也是一樣，有時無聲勝有聲，是一種幸福！

快樂不快樂

第一次參加心理演劇活動。治療師首先擺出快樂程度的記憶曲線：記憶中的快樂圖像，及所認知這個記憶對自己所佔的分數。

我站在記憶中快樂一百分的那一端，我記得那是二十四年前受浸成為基督徒的那一刻，我不知道為什麼會想起這個景象？但我知道，當時的確有一種被釋放的感覺，彷彿全身有一種喜樂的水潮，在漫溢翻滾……。

接著，治療師又擺出三個方塊，代表內心不快樂記憶圖像及其所佔的分數。結果，所有人都站到極度不快樂的那一邊，本來最不快樂應該是一百分，但大家居然都從一百分開始起跳。有人說一二〇分、二〇〇分、三〇〇分……，到了我，乾脆說五〇〇分，但居然又有人站到我後面說六〇〇分，接著八〇〇分、九〇〇分都出來了！

然後，治療師請我們這些後面的人分享。有個剛入院的男士首先講：「我經歷過，那就是上班途中，突然地倒在路上，沒有知覺、沒有心跳、沒有呼吸，事後才知道，我被送醫途中，幾乎已宣判死亡，但我還是被救了回來！我感覺死去，期望死去，但是我活了！我活著，就要面對耗盡一生的努力，最信任的朋友，事業的夥伴，居然拋棄了我、出賣了我……！當我努力爬到高峰，才發現原來一切是那麼的骯髒不堪，人的內心是這麼的醜陋自私！所以，那真的是要死去……！」

接著，我立刻說：「我想回應一下前面這位病友的感覺。因為此刻，我也有這種經驗，雖然我沒有倒下、沒有急救，我不是恐慌症加憂鬱症，我是重度憂鬱症，所以我知道生不如死更苦！」

因著連續激烈的言談，所以治療師把話題轉開，進行接續的活動。但藉著這樣的經驗，我覺得我得到了一點抒發，感到有人的感覺與我是相同的，被最信任的人背叛與拋棄，那是我潛藏心底的痛。

但我相信，我會走出傷痛的！我不怪任何人，我知道每件事都有神的美意，只是那些曾經有的美好，真如幻影嗎？我痛心著，難以忘記！也許，需要一段時間作為消炎藥，需要一個新目標，來幫助止痛。

智力測驗

因為醫生要診斷到底我的問題是不是躁鬱還是人格特質影響，所以要我做智力測驗、性格測驗與心理分析。

尤其特別是智力測驗這一項先做，因為醫師要研判，生病吃藥有沒有讓我變遲緩，以及到底我是智能因素，還是生病因素。

在智力測驗這一項很有趣，分析師問我數學稅率算法的問題，我回答：「通常這都是我老公做的事，不歸我管啊！」

然後關於語文表達與聯想反應方面，題目比如松樹跟蒼蠅有什麼相同等一堆怪問題，但是我的回答正確速率，讓治療師完全跟不上。

之後，治療師問我，你從前小時候有做過智力測驗嗎？我說：「忘記了。」然後他說：「那你吃藥後的智力在一一四，應該屬中上。」

我說：「那我可能變笨，我原先應該是一四一吧！你可能算錯了。」

他說不會的。我又說：「重點是這個分數結果出來，我要做甚麼，我要繼續能力分班去學校讀書嗎？」

治療師說：「妳還需要去學校讀書嗎？」

我說：「不然我做這測驗幹嘛？我這樣的分數，可以去讀碩士嗎？」

治療師說：「有的人智力九十就可以讀碩士了！」

我說：「喔！那這讓我更憂鬱，我現在該做甚麼呢？」

性格分析

治療師除了給我做智力測驗外，還做性格量表，看我有沒有躁鬱傾向，及幻聽、誇大及妄想情形，我花了二十分鐘寫完後，治療師特別針對幾個答案來作確認。比如，他問我：「『你覺得自己是一個偉大人物嗎？』這一題妳怎麼答？」

我說，我當然回答：「對呀！」他說：「為什麼呢？」

我說：「因為很簡單啊！創造天地造山造海又造人的神，是我的阿爸父，祂是最偉大的，我作為神的兒女，當然很偉大啦！」

治療師一臉茫然的又問：「那這一題『你覺得正在進行一項偉大的計畫』嗎？」

我說：「對啊！」他說：「為什麼呢？」

我回答：「因為神對於全宇宙對於人正在進行一項偉大的計畫，而我願呼應這項偉大計劃，並且我也在這計畫中！所以我當然正在進行一項偉大計劃啦！」

我看這個治療師似乎不知道如何給我下判斷。我也不在意。但他後來又問我：「為什麼這兩題妳沒有填答案呢？」

我說：「因為這一個是問『我要嫁一個偉大人物嗎？』另一個是問『你會認為自己終生都不會結婚嗎？』重點前提必須是，我有重新選擇的機會嗎？」

心理治療師說：「喔，那就是妳已婚！」我笑著說：「難道這個問題你現在才知道嗎？」

逃生

在精神科病房，護士廣播要病人出來參加消防逃生訓練，以防醫院發生火災時，病人不知如何自行逃生；但嚷了許久沒有一個病人出來參加，期間護士催促著某病人，病人回答：「我不需要參加消防逃生訓練啊！」

護士問：「為什麼？你都已經會了嗎？」

病人：「哦，不！我沒有想逃生啊！好不容易不必自己想辦法死，而有火災來這很好！這樣死了還有保險費，我為什麼要逃生？」

護士問：「那你為什麼來住院呢？不也是一種求生嗎？」

病人：「是你們不要我死，叫我來住院的啊！所以應該你去看逃生訓練後來救我啊！你的工作怎麼會變成我的事？」

許多事不是為了應付規定而做，而是需要了解對方內心問題的真實狀況，才能真正幫助人。

這麼黑的夜

聖誕節該在病房做什麼事呢？我生平頭一遭生日、聖誕節、跨年，居然都在醫院度過。所以重要的不是什麼節慶，而是心情；任何節日，或歡或悲，都不會使年歲時光少一秒或多一秒；不同的是，有沒有人陪在你身邊。

這次聖誕節，看來我是非得要在病房度過了。那天早上，諮商師與護士開始廣播，把大家拉起床參加活動。這活動是有一堆卡片，每個人可以挑一張，寫下會收到你卡片的人，給他祝福，而你自己也可以不具名。當大家都寫好的時候，主持人要求每個病友要在固定時間內，以自己的卡片去跟別人換卡片，換了幾輪後，主持人又說：「現在我們大家坐下來，每個人手中都有一張卡片，但遊戲還沒有到最後一步喔！現在起，大家把卡片向自己的左邊傳三次，然後再隔著另一個人，向右邊傳六次。」

這時主持人才說：「大家都傳完了嗎？現在每個人手中都有一張卡片，這張卡片才是你自己的，可以打開看看，你得到什麼樣的祝福！」於是大家用拆薪水袋的心情，把祝福卡片細細地拆開。

接著，先由主持人開始，讀出祝福卡的內容。主持人說：「這好像蠻符合我現在狀況的」，然後再說：「現在我們用爆米花的方式來讓每一個人都展現自己擁有的祝福吧！」（爆米花是指自己讀完後，就有權力點名下一個要爆料的人。）

然而，這使我突然有一種感覺，真有這麼奇妙的事嗎？怎麼好像每個人所得的祝福，正是他目前最需要的呢？

但也不一定吧！我看有個病友點名病房中唯一的男護士，朗讀自己收到的卡片內容，上面寫著：「祝福你早日出院吧！」這讓團隊每個人都捧著肚子笑到快昏倒。還有人七嘴八舌的說著：「他應該是最不想出院的吧！」「那恐怕是護士要失業囉！」等等諸如此類你來我往的講笑話，公然把主持人扔一邊。

但後來我才知道，原來被抽到祝福護士出院的卡片還真準，他下週就有所調動了。相信當時他收到這張卡片的心情，應該是五味雜陳吧！離開曾經付出、投入的工作場所，徬徨的心情可以體會。

記得當時，我正魂遊象外的時候，突然被人點到「爆米花」。我說：「我不知道這張卡片誰寫的，但我很希望寫這張卡片的人，事後能來找我。」接著我說這內容：「不管星星再遠，只要有心就能找到方向；不管路多遠，有愛就能達到頂端。」

接著吃完中飯後，我反覆閱讀著幾句話，然後決定把我目前的感覺寫下來，整理好了寄給施孝榮弟兄，他很感動，當時就立刻把曲子譜下來，用簡譜唱出錄成音樂檔寄送給我；這讓我感到很意外！歌名與歌詞如下：

愛你的機會

因為夜這麼黑
才知道星星有多美
因為流許多淚
才知道往事追不回
因為心已破碎
才感到你正安慰
如果再有個機會
我只願做你的寶貝

主耶穌　你比萬事萬物都寶貴
只要我活著每分每秒都是機會
可以愛你愛得好沉醉
做你的心肝寶貝
成為我生活唯一所歸
哦　主　給我一個愛你的機會

主耶穌　你比萬事萬物都寶貴
只要我活著每分每秒都是機會
可以愛你愛得好沉醉
做你的心肝寶貝
成為我生活唯一所歸
哦　主　給我一個愛你的機會

脫線演出

話說精神科病房的護士，每個人都有不同特質，有人當工作混飯吃，也有人很積極進取，為病人著想；無論如何，在尊重每個人特質之餘，也需要促進整體的進步。

第一天住院的時候，因為是生平第一遭，也是第一天，所以病房護士允許我先生進來陪我。吃過晚飯後，沒多久護士就廣播叫大家來吃飯，我先生說：「把藥交給我就好了啊！」

護士回答：「那是不行的，病人要自己出來在這裡吃藥！」看著老公一臉訝異，我向他解釋：「因為病人會藏藥，有的還藏一堆一起吞哩！所以護士一定要看著病人吃下去才算完成工作，這跟內外科病房，把藥交給家屬是不一樣的。」

老公離開後，沒多久就要吃睡前的藥了。我很乖的拿著水杯到護理站前，聽到一句讓我一臉茫然的話，護士說：「這是妳的藥，妳看看對不對？」

我立即反應：「啊！我怎麼知道藥對不對呢？我又沒核對藥名跟藥的長相，這不是妳該三讀五對的嗎？」

護士這才如夢初醒：「有，有，有！我都有核對，只是要讓妳知道，讓妳看看自己吃的藥！」

這個解釋也讓我感到有點荒唐，我又不是在家吃藥，都已經來住院了；我該做的事，應該不是對藥物「讀你千遍也不厭倦」，而是如何把這一堆藥吞下去吧！

有一天我午餐後精神不錯，看看電視看看書，沒倒在床上，到了下午一點後，準時端著水杯去拿藥，不料當班護士跟我說：「妳沒有中午的藥啊！」

我說：「不會的！如果醫師要換藥或減藥，會跟我講，我的主治護士也會講，但是沒有人講啊！所以，不可能有這樣突發行動，妳還是去查查病歷吧！」

那護士本來一臉肯定，但被我說了幾次後，只好去查一查；結果，一臉羞紅的對我說：「對不起，真的有一顆藥哩！不知道是誰排的……，那我現在馬上拿給妳！」

其實，我對她的錯誤並不在意，重要的是態度，從態度中我看見她的心理防衛機轉，那個被質疑的不安全感，從她的兩道反應看出護士的惶恐。第一道反應是：我們絕對沒有錯；第二道反應是：就算有錯也絕對不是我的錯！

如果在職場的團體合作中，我們願意先拋開假設性的主觀，傾聽別人的看法，接受意外的狀況，分擔別人的勞苦重擔，這個社會將更健康。因為，誰沒有犯過錯呢？問題在於面對錯誤處理的方法，是怪罪還是承擔，將決定我們很多的人生際遇。

心靈地雷區

記得在我住院不久，就有一個團體治療的活動，因為離開精神科病房太久，實在也搞不清團體治療是要做啥？於是，謀定而後動，把自己當成白老鼠，也把這個團體當成我觀察的白老鼠，就抱持這樣的心態吧！

一開始，主持醫師都沒有什麼特定主題，好像隨病人自由發問，自由回答似的。有人回答自己前一陣子還住在樓下重症病房，被關起來真受不了；有人說憂鬱症就是靠自己，比如出外運動；有人說這次完全是因為跟兒女吵架，衝動之下就住院啦！有人失戀、有人夫妻都有此病而產生的問題……，每個人都有問題，每個人也都會回答別人的問題該如何解決；這讓我很困惑，如果你都能解決這些情緒，為什麼會弄到自己要來住院呢？

之後，有一個男病友提出一個問題：「我們會來這裡住院，就是每個人的心靈都有塊無以面對、無可解決瘡疤，需要等候時間治癒，為什麼一定要去拉扯呢？」

然後，每個人開始內視自己的瘡疤，結果有人哭著說，自己的家庭、工作問題太複雜……；有人說因為工作失敗又失戀；還有人當場全身像發冷一樣地顫抖著，說是恐慌症發作，之後情況越來越糟，就先帶回病房。

最後時間差不多，每個人開始發表對今天這個團體治療的感想，有人說讓人有個機會面對內心的探索是好的，有人說不是每個人都能接受這樣的另類猛藥，尤其在團體中，還是需要一些原則的規範。

我唯一確定的感覺是，每個人的生命裡都有一個心靈地雷區；在這個區塊裡，你無法走出來，也無法讓別人走進去，每天擔心一旦地雷區爆炸，自己就會一無所有，於是就越來越後退、封閉。

所以，要走進別人的心靈區塊而又不會誤觸地雷爆炸，需要學習、時間與技能；同時，在人際關係複雜的現今社會，每天相遇對談的人這麼多，但真正能讓你成長改變的，是那個走進你的心靈區又不會誤踩地雷的人，而這樣的人，需要懂得付出很大的信心與愛心。

也許，心靈區塊的地雷裝設，是神給我們的試煉，我們也不必費心勞力地想要拆除；而真正的問題在於，我願意走進你的心靈，你也願意讓我走進來；我們不害怕爆炸，相信只要有愛，就有一片花園，花朵兒因有陽光就能天天生長，小草兒只要有風，就會變得更堅強。

我倆是什麼關係

住院期間的某次，我跟醫師在治療室會談時，醫師突然問我：「妳的人際關係好像都是選擇性的，比如妳跟妳的老闆娘，比如妳只跟妳的主治護士會談，那麼妳出院後，跟她會是什麼關係呢？」

這是個怪問題，難道我不了解醫療界線嗎？尤其最麻煩的是精神科病人容易有情感轉嫁作用，這我清楚的。所以我說：「她現在是我的主治護士，所以我找她，那當然是她該盡的責任啊！至於我出院後，應該要是什麼關係呢？我從沒想到啊！」

醫師又說：「比如像朋友、親人這樣的……。」真是個假設性問題。

人與人之間有這麼複雜嗎？珍惜此刻，付出愛心，真誠對待，這才是重要的。因此我又回答：「我只是覺得這個小護士很認真、會觀察人，有諮商溝通的特質，應該好好再加油！至於其他，她是我偶然相遇，懂得舉一反三的朋友，但並不是最好的朋友，我要跟她發展什麼關係呢？」

醫師還是在跟我牛頭不對馬嘴的問：「有啊！妳可以做的事很多，可以回醫院找她啊！」

我只好跟他說：「她是在上班哩！怎能有私人會面？」

我好像一個在法庭裡的被告，只能答辯：「我不回答任何假設性問題。」至於「關係」，是全世界最龐雜的問題。

新合作關係

有回，小丸子護士談到：「在這裡，醫療團隊跟家屬、病患，應該是要建立一種合作關係……。」

「合作關係」？我心想，對你我而言，不過是你如天空一片雲，偶而投影在我的波心，生命中的偶然而已，哪這麼多名詞哩！

她看出我一副不以為然的樣子，就說：「比如我上次把情緒量表拿給妳，妳每天都認真的寫自己的情緒波動記錄，這就是合作關係！」

我心想，這是你們團隊醫療的專業方式之一，怎麼會跟我有什麼合作關係呢？病患要是能夠處處跟人合作，需要嚴重到來住院嗎？我便說：「妳的意思是說，我們一起合作，幫助我能早日穩定出院嗎？」

她連說了三次：「對對對！」我笑得彷彿根本是碰到了外星對話。這有什麼合作關係？不過也就是因為你們有專業，而我現在生病，需要住院療養；現在是你們照顧我，將來我出院照顧別人，這應該是存在於生命中，流動於社會裡，一份愛人愛己的循環關係！

再簡單一點的說，也就是如上次團體治療中，有個女病友問：「我要怎麼樣才能改善我的住院醫師對我的壞印象呢？怎麼讓醫師不會討厭我？」

我笑著說：「喔！妳不必思考這個問題，因為只有妳可以討厭照顧自己的醫師，醫師不能討厭你的。」

那女病友用滿懷訝異期盼的眼神看著我說：「為什麼呢？」

我說：「這很簡單啊！因為妳付錢來住院，以獲得正常狀況；而他具備專業認知與倫理，領薪水來照顧妳、醫治妳，不就是這樣嗎？」當時這團體每個人都笑翻了，還豎起拇指地說：「喔，妳講得也太直接、實際了吧！」

不是嗎？這世間人與人間只有一種關係，那就是讓我們共同合作，使愛能在每個人的心田滋潤；有人對我付出，我也對別人付出，在生命之河裡，永不乾涸。

差五分鐘

在醫院，團體作息都有一定的時間，這讓我很受不了；尤其剛開始進行藥物調整時，根本就是我跟醫療人員間的拉鋸戰。

那天，也是我的小丸子護士輪值小夜班。洗完澡後，我就希望早點吃藥，然後才能不被打斷的做我想做的事。

每次我出來吃藥時（精神科需要病人走到護理站排隊吃藥的），如果抓在中間位置，那就得等大家排隊，前面病友又常有一些問題，所以我往往選擇最後一個吃藥，等小丸子護士把其他病友都搞定後，一定會抓我起來吃藥的；但後來我發覺此計不通，因為吃完藥後已經沒剩多少時間。所以這回，我再換個方式，先吃藥吧！我拿著水杯站在護理站窗戶前嚷著：「我要吃藥了！」

小丸子護士說：「不對，現在還沒有到吃藥時間，還差五分鐘。」

我嬉皮笑臉地說：「喔！吃藥對我而言，只有第一或倒數第一，這樣才能分出我的生活順序；所以，我第一個來了！」

她還是堅持：「可是我現在還有別的事要做，我做完了，吃藥時間就到了呀！」

我反駁著：「這樣是妳欠我五分鐘囉！因為妳要我等妳，所以妳是欠債的那一方！」

沒幾秒，護理站一起值小夜班的護士端出藥盤說：「妳看，你們兩個爭執的時間，五分鐘已經過了！」

我笑著：「無論如何，我還是排到第一個吃藥啦！這樣，下次目標再定多一點，嗯，挺好玩的哩！」

不料，小丸子護士說：「妳看，現在變成妳欠我五分鐘了，妳什麼時候要還？」

我說：「這簡單啊！等下我允許妳晚五分鐘去關我房間的燈，這樣妳就會多五分鐘，做妳剛剛沒做完的事囉！」

回頭進病房時，我心想：「到底是按表操課的這五分鐘重要，還是我這病患的情緒重要呢？」

我們一生中，時間，找不回來；事情，可以重新再來。

大家一起做早操

早上八點，是病房內做早操的時間，護士會廣播要大家出來做早操，聽那口令就覺得很好笑，彷彿跟著電視做就打通了任督二脈，功力增強。但是我一點興趣都沒有，剛開始，小丸子護士還會鼓勵我：「妳昨天晚上睡得好嗎？」

我回答：「睡不好，隔床的阿婆整夜不斷去尿尿……。」

小丸子護士說：「這我們今天會討論怎麼解決，但現在妳要起來動一動，我們一起來做早操啦！」

我說：「我就是不能動、不想動嘛！我要會乖乖的調整生活作息的話，還需要來住院嗎？我就是不想動、不想動……！」

小丸子護士說：「好吧！那我先去做早操，但我仍然希望妳過來，我們一起活動！」

我笑而不答，不到三分鐘，隔床的女病友從外面進病房，非常興奮地跟我說：「哇！外面做早操的醫護人員比病人還多一倍哩！」

我回答：「哦！這是精神科，如果病人都那麼自發地活動，那就不用住院了。」

女病友說：「妳真的可以出去看看，蠻好笑的。」

我探頭出去，走到飯廳看大家隨影碟播放做的健康操，有的胡亂舉兩下甩手，有的很認真，而且還會因體態身型之不同，產生不同的姿勢。我看我那個小丸子護士最好笑，她很認真的扭腰，但這個背影讓我想起了在四川成都觀賞大熊貓走路的樣子，嗯，臀部最相似！

難怪看起來護士比較像病人！因為我從小學畢業後就再也沒有做過早操；而且還這麼認真，所以醫護人員比較像病人！但是，再怎麼說，醫護人員願意以身作則總是好的。

口水大戰

那是我加重藥量的幾天後吧！同時，我也轉到單人頭等病房，而且在床邊牆面，找到插座正在充電。

不料，快十二點已經睡著後，感覺有幾個女生怎麼在我床邊手忙腳亂？原來，因為我流太多口水，所以小丸子護士拼命幫我擦口水，又把床頭搖高，使呼吸順暢，不料我對她喊著：「妳怎麼還不下班啊？妳明天上口班，這樣很辛苦的，趕快回去啦！」

她說：「妳這樣不行，會睡不好，口水這麼多，很危險的，床頭這樣高度可以嗎？」

「可以！可以！」她難道擔心我這個比熊貓體重稍微輕一點的人，會有呼吸中斷症候群嗎？重點是，她擔心什麼我不在乎，我比較最擔心的，是她翻動我的棉被與床，會發現我撬開插座充電的祕密，這就麻煩了。我只能用一種關懷語氣說：「妳趕快下班啦！不然明天上班沒精神！」

「那我會交班，請大夜班的護士再注意的喔！」終於把小丸子護士趕走了。

到了第二天，我看到小丸子護士跟她說：「妳今天上日班，昨天又上小夜班，不好好趕快下班回去睡覺，在我房裡做什麼啊？」

她一副很認真的說：「我是要把妳從口水中拯救出來，免得被淹沒啊！」

我說：「在這病房中，我應該是屬於比較不會被口水淹沒，而會被淚水淹沒的吧！」

另外，其實我發現在口水大戰中，是會有人被淹沒的，因為秘密太多的人，口水就多，接著就把自己先淹沒了。為什麼有這麼多溢出的秘密呢？因為心湖太小，承載不了波波洪流。

穿幫

自從在床邊牆角找到個插座後，感覺自出愉快多了！護士安檢一事（每週都要對每個病人的儲物單位，搜刮檢查，為什麼說「搜刮」呢？就是會造成病人自虐、自殺的東西被搜出來後，要先放在護理站，等家屬來拿。），由於已經住院一段日子了，我知道護士只會看哪些地方，他們的「安檢」，就像定期掃毒程式一樣，不會有什麼出乎意外的狀況。

但是，意外還是發生了！那天，小丸子護士突然進來對我說：「我現在可以進來安檢嗎？」

我略微驚嚇，但仍故做鎮定的說：「不是前幾天才安檢過嗎？」

「那是上週的事了！每週都要不定期安檢的！」小丸子護士很篤定的說。這個丫頭古靈精怪，千萬不能被她發現，尤其她善於觀察別人的表情。我只好裝做沒事地說：「好啊！好啊！就是『安檢』嘛！沒問題的。」

她翻了衣櫃與床頭櫃後，我剛好上廁所進來，她卻手拿著我的充電器問：「這是什麼東西呢？好像是電線？這怎麼能出現在妳房裡呢？」

我還繼續裝做不知道的回答：「嗯！對呀！這應該是充電的電線，好像是我老公幫我手機充好電，就放在換洗衣物包裡拿給我，然後我又忘了把這個手提袋裡的東西整理好，請他帶回去。喔，應該是這樣的！」

小丸子護士說：「那這個東西不能留在妳這裡，所以我要先放在護理站保管，等晚上妳老公來，再請他把電線帶回家裡喔！」

「對，對，對！沒問題，先放在護理站，我老公來叫他帶回去。」我以友善良好的態度對待小丸子護士，免得找自己麻煩。

意外，總是不斷地在發生；真相，也不是那麼容易顯露。但我始終願意相信，積極地了解每個病患的動機與內在情境，會比消極的防範阻止更重要！

吹風機事件

住院時有一段時間，無以名狀的情緒不穩、煩躁不安、易怒……，我覺得我好像一隻流浪犬，喔，不！應該是大野狼吧！不是因為大野狼很可怕，而是因為很童話；牠不該在真實世界裡亂跑，只能在動物園的柵欄裡，聽人說著關於小紅帽的故事，真的聽膩了，還可以聽聽隔鄰七個小矮人唱歌跳舞。然而，我不在動物園的猛獸區，自然更不可能是在熊貓區。

不論我是動物園裡的那類物種，都有同一個命運，那就是等著管理員定時來打掃、送飯，然後動物園每天會送來一群人，讓我鑑定他們叫不叫「人類」？

我有每天洗頭洗澡的習慣，但沒有一定要用吹風機，大都喜歡自然晾乾；但住院後，只要看到我頭髮濕濕的，女病友就會過來說：「要趕快吹頭髮喔！不然會感冒……。」這些婆婆媽媽就是這樣的。為了讓她們有點成就感，我只好打破習慣，乖乖的吹頭髮囉！

那晚我洗澡洗頭後，跟護士借吹風機，結果護士對我說：「以後要早點借。」然後心不甘情不願地拿給我，頓時我火冒三丈，心想我又不是剛入院搞不清楚狀況，是迫不得已今天晚了點嘛！

接著，我到病房內的鏡子前整理吹風機的線，纏繞的線卻怎麼解都解不開，一怒之下，跑到護理站說：「我有超過時間借吹風機嗎？沒有啊！那到底是你們規定時間重要，還是我重要？我不吹了，我就要感冒，就要生病！」

護士還面無表情悻悻然的回答著：「我有借妳啊！」她似乎還沒進入狀況，不了解精神科病人情緒是非常難搞的！

接著，我在我的大張利貼上，寫了一堆罵人的話，例如：沒專業、沒愛心、笨、不懂精神科、把病人當犯人……。貼在護理站櫃檯壓克力牆上。

第二天，當然醫師、護理長都來跟我談了，我說：「妳們在乎的是病房作息的時間規定，還是在乎病人的病情？」

醫師回答：「病房團體生活，時間規定很重要啊！」

我笑著說：「如果沒有病人，就沒有所謂時間作息規定，然後病房也關了，你們或許還可以領失業補貼，也不必在這浪費醫療資源。」

醫師想轉移話題就說：「那可以不要用這種貼紙條的方式嗎？」

我回答：「那並不是我喜歡用這樣的方式，而是我沒有發覺，你們在乎的是生命，還是工作？」

這事過了一天後，輪到我那小丸子護士當班，吃睡前的藥時，她問我：「妳頭髮濕濕的，為什麼不去吹乾呢？」

我說：「我不想吹乾，我喜歡自然晾乾，這樣不行嗎？這樣不是病房減少麻煩，我也減少麻煩了嗎？」

但是，所有病人的藥都發好後，這個小丸子護士拿著把吹風機，闖入我的房間，拉住我的手，把我帶出來在飯廳的鏡子前，把吹風機遞給我說：「妳花五分鐘的時間，把還沒有乾的頭髮吹乾。」

我笑著說：「我沒有吹頭髮的習慣，為什麼要聽妳擺佈呢？」

她回答：「那不重要，重要的是妳頭髮沒有乾地躺在床上，會感冒生病，而妳有氣喘，生病就會很麻煩……。」

我無奈地笑著，心想：「妳還真有本事！」

如果有人問，憂鬱症能治好嗎？多久會好？我會回答：「愛，是最短路徑！」

叫我第一名

在一次病房生活座談會中，有個男病友提議：「我們應該舉行票選，叫做微笑天使選拔賽，這才是賞罰分明。」

我聽了這話後，立刻接續聲援：「對啊！不但應該是票選護士，更應該包括醫療團隊所有人員，如醫師、社工、心理治療師等；可以加強專業能力，提振士氣……。」

話沒說完，緊接著又有病友發言：「我覺得做得最好、最仔細、最辛苦的，就是我們清潔班人員……。」

哦！原來在病人心中，最感動、最負責的是清潔班人員。也難怪，我從第一天住院，那時是住在四個人的健保房，就覺得清潔婦怎麼每天都來洗廁所、整理洗手臺、拖地……。每個小地方，都不會留有髮絲，做得真的很仔細。到我轉進雙人房時，因為隔壁床沒人，對我而言，那就是單人房；有天早上，我真的發覺清潔婦蹲在那裡用菜瓜布清洗地板，洗手臺、淋浴間都擦得啵亮啵亮的。還告訴我：「小姐啊！地還沒乾，如果妳進去上廁所，發現地上留有腳印，可先用水沖一下，不然等乾了，就很難刷了，我都要跪在地上刷……。」

我這才了解，因為自己的粗心，讓別人更辛苦，我覺得很抱歉。

後來，我轉到真正的單人房，有電視、冰箱、床旁桌，跟三、四人房、雙人房完全相同的是，有雪白晶亮的浴室。有一天早上，我看著清潔婦刷洗乾淨離開時，對她說：「謝謝妳，辛苦了，你們的工作真的很辛苦！」

她笑著說：「沒辦法啊！都是要生活的，所以要認真做！」

「對啊！有時還真有許多意外狀況，比如我常聽見廣播，請清潔班到樓下幾樓病房，真是隨時待命一樣！」我把我發現的告訴她，她卻淡然笑說：「我們辛苦，病人也可憐啊！昨晚那是病人走路眼睛往上看，撞翻了餐盤，我能跟病人說什麼呢？病人就是這樣，可憐啊！」

我突然想抓住她的手說：「誰是醫療團隊最ㄅㄧㄤˋ的人？是清潔隊啊！叫我第一名！」

我該被打幾分

某次，我跟住院醫師與主治護士會談，醫師問：「妳有沒有想過，妳對我們醫療團隊的批評太多了，可不可能改善呢？」

「當然可以，問題在於你們是醫療團隊，我是病人，等我病情愈來愈穩定，我跟你們的關係就會改善。但問題是，你們要先把我的病治療到平穩狀態吧！不是你們現在跟我講幾句話，我病情就好了，我是病人，病情就是不穩，不然怎麼會住到這裡來？」

接著小丸子護士說：「我們可以隨時討論的啊！我們都在進修學習中，妳要了解病情的部份，我把病歷帶出來了，原則上病人是不能看的，但妳要問哪一個部分，我們回答妳……」

醫師又說：「可是我發現妳對幾個特殊人士就很熟，比如我跟妳的護士，如果我讓妳來打全病房醫療團隊的分數，妳會怎麼打了？」

我笑了笑說：「這不用打了小丸子護士跟你都是六十五分以上啦！嗯，很有成長空間哦！至於別人，都六十五分以下啦！」

小丸子護士突然快樂的跳起來說：「這樣我好高興喔！原來我有六十五分哩！這個分數我喜歡，簡直太好了！」

我望著她，有點錯愕加驚喜，她完全不會挫折、失望嗎？原來在她眼中所看的，都是自己擁有的東西有好多好多，這真的很不容易！

受傷的北極熊

住院時，某次團體治療，諮商師發給大家一張跟人一樣大的黑色海報紙，然後兩人一組，把海報放在地上，整個人躺在海報上做出最舒服的姿勢，彼此間再幫忙畫出對方的躺姿，根據這躺姿自己用蠟筆或彩色筆畫出腦中所思考到的圖型。

末了，把自己的作品掛起來，推派幾個人出來，把這些圖畫串連，說出一個心境故事。（這真是高難度的創意挑戰哩！）不過，不管我覺得自己畫得多具體，依然感覺一種深沉的痛苦，沒有人能代替我訴說，也不能聽我說。

這遊戲結束後，每個人都可以把自己的作品帶回房間，很多人就貼在牆上了，看著自己的畫作，管它像什麼，只要畫出所喜所愛的希望，就覺得很高興。但我卻剛好相反，這麼大張紙，本想折一折往垃圾桶丟，因為那只是一時的心情，沒有人會了解的，我也不想說；卻不料，垃圾桶根本塞不下，只好帶回房裡，放進衣櫃。

小丸子護士上晚班的時候，笑著問我：「今天早上的團體活動不錯哩！我看很多病友都貼在自己房裡的牆上，妳怎麼沒有貼呢？妳畫了什麼呢？」

我摸摸鼻子說：「嗯！秘密……，想告訴妳的時候，就會告訴妳！」

她一副很專業、很有自信的說：「那我就等妳，等妳想給我看、可以告訴我的時候囉！」

直到有一天，我看到小丸子護士比較有空來巡房的時候，我說：「等等，妳可以等等再走嗎？」

她說：「妳要給我看什麼？或者說什麼嗎？」

「嗯，很有默契！」我點點頭笑說：「我給妳看那天團體遊戲中，我畫的大海報啊！」

她很高興地坐下來說：「那妳要幫我解釋一下，這是什麼呢？」

我攤開海報告訴她：「當我看到同組病友用白色蠟筆畫下我的身形後，黑色的大海報紙，白色彎曲的線條，就感覺像隻北極熊；一隻努力要奔躍起來，但又無力的北極熊；北極熊，快不能生存了！裡面那個金色的心型被切一半，是牠受傷了、流血了；不只心流血，背後也有好多好多支的暗箭射進來，所以牠、不斷地流血，但牠不會死的，因為牠是北極熊中生命力最強的王者，所以在牠的頭上有一頂金色的華冠，總有一天傷口會癒合的，只是現在血流太多，跳不起來！」

小丸子護士問我：「那牠這樣受傷，流這麼多血，妳要如何救牠呢？」

「很容易啊！我不是醫師，現在也不是護士；所以當然是交給妳，幫這隻受傷的北極熊，包紮傷口，預防暗箭囉！」講完這段，我內心有一種很爽的感覺，如同卸下千斤重擔。

小丸子護士怎麼說呢？「那我就把這張北極熊大海報，帶回護理站，跟妳其他的作品收在一起囉！」

「可以啊！趕快拿走！我一點也不需要這張圖，不想看到也不願想到！」她正起身走出我房門時，我再追加一句：「記得要幫北極熊貼上小丸子護士藥膏喔！」

她走後，我一直想，當自己遍體鱗傷，血流不止，面臨生存危機時，還有人陪在身邊，幫忙包紮，這該是件幸福的事，值得感恩！

可以幫我吃嗎？

在我出院前幾週，不知為何，來病房探望我的人增多，除了我老公定時每天來之外，還有朋友來兩次，總之護士們都說：「有哪一個病友像我這樣，這麼幸福，天天都有人來探望。」

是啊！天天都有人來探望，為我禱告，為我加油，不論遠近親疏、男女老幼，無一不包；我的確應該滿懷感謝，這一切超過所求所想。但是，有個問題頓時出現，那就是我住院後不斷增肥，偏偏每個朋友來探望我時，又都帶一堆零食水果等，讓我的專屬小冰箱都放不下了！

某日，小丸子護士上晚班的時候，我手裡拎著一個袋子，把她叫出來說：「妳可不可以幫我一個忙？」

她一臉狐疑：「什麼事呢？」

我說：「這一盒是我朋友送來的巧克力，但妳知道，我住院後體重週週往上飆，這怎麼能吃巧克力呢？我絕不能受誘惑的！拜託妳就幫個忙，在護理站分一分大家吃，好嗎？」

沒料到她竟然拒絕我的想法，她說：「不行啦！不然這樣，我吃一塊，其他的妳去放在餐桌上，請病友大家來吃囉！」

我卻畏縮羞赧地說：「不要啦！我已經給妳處理了，妳要負責幫我拿出去，叫病人出來吃。」

她很無奈地拿到桌上，然後又叫我去敲每個房門，請在客廳看電視的病友過來吃；就在我們倆討價還價的時候，發現巧克力盒裡只剩下一兩塊了，小丸子護士馬上跟大家說：「這是正儀請大家吃的巧克力喔！」

接著有個女病友過來對我說：「謝謝妳囉！那這最後一塊，我就吃了？」我說：「對對對！謝謝妳幫我掃除這個誘惑！」

隔幾天，又有朋友送來一大袋葡萄，我只好晚餐後再跟小丸子護士說：「拜託啦！再幫我一次忙，解決這一大袋葡萄的問題！」

小丸子護士緊鎖眉頭，想一想說：「妳為什麼不自己吃呢？這是葡萄，又不會發胖？」

「問題是，我不會洗葡萄，也不會吐葡萄皮與葡萄籽，不然這樣，妳幫我洗好了？」

其實真的，就算洗好了，我還是喜歡吃無籽葡萄，不太吃這一般的葡萄。

但小丸子護士很喜歡改變我的想法與行動，她說：「我又不是幫妳洗葡萄的，這樣會寵壞妳。不如，妳去找一個女病友，看誰要跟妳一起去洗葡萄。」

這可是又在挑戰我的憂鬱自閉了，小丸子護士明明知道，我不想要跟人講話，我不喜歡互動，直接地講，我跟別人的互動是選擇性，我只跟我想要對話的人互動，尤其現在在發病階段，我真的沒有能力跟人對話，因為怕別人受傷，也怕自己受傷。

就在我們兩人在餐廳僵持不下時，終於有個歐巴桑病友願意助我脫離難關，把這一袋葡萄拿去洗，再從護理站借個大碗來，招呼大家來吃葡萄，又說是我分享給大家吃的，然後就聽到一堆「謝謝」與笑聲。

當我每想到這些分享與給予的時候，就感到有一股暖暖的幸福；即使我早忘了這些病友的名字，但我相信這都在主的手中，祂讓萬事互相效力，叫愛神的人得益處。

此刻的角色

這些年來，同事朋友或許因為年齡比我小，或許跟著大家一起叫的「尊稱」，總會在稱呼上自動給我加上「姐」字輩；久而久之，我也習慣面對現實，承認歲月催人老。

住院以後，醫護人員通常直呼病人名字，或稱全名×××先生、小姐。有一天，稱呼我「姐」字輩的朋友來看我，離開後我突然想到一個問題，逮住機會便問小丸子護士：「嗨！小丸子，妳知道嗎？在外面，別人幾乎都稱我『姐』字輩，妳為什麼沒有呢？」

她回答：「這樣在病房內才公平，表示一視同仁啊！」

我笑著說：「是嗎？但是就精神科護理來講，我是妳前輩，所以妳再怎麼樣，也該稱呼我『學姐』啊！」

她想了一下說：「嗯！除非妳生病住院是假的，而是評鑑精神醫療院所派來的『內奸』？」

「喔！這是一個頗有劇情張力的題材，謝謝妳，我會好好想想，我該扮演什麼角色？」我這樣回答著。

其實，我真的不知道，原來人生如此荒謬，到底我在這生命的舞台上，該扮演什麼角色呢？如果忘了自己是演員，而下台當觀眾的話，可能觀點完全不同；同理，一個習慣當觀眾的人，也許並不能上台當演員。

或許，只需要誠實認真的活在此時此刻；但此時此刻的一切，豈不又是過去的堆積嗎？凡走過的，必留下痕跡；不必刻意排斥，也不需要太多期待。

移動的植物

在這個病房內，除非病友遇到問題，否則不太會站在護理站前面；但我偏偏相反，沒有治療活動的時間，我常喜歡站在護理站前，希望有個望遠鏡，知道醫護人員在裡面的活動，一如從前我是在護理站裡面的。

然後，我腦海一直出現一個畫面，從前當精神科護士時，有些病友總喜歡趴在護理站櫃檯前，我看著他們的眼神，通常就能知道一些大概情形。最多發生的情形，是想問自己什麼時候可以出院、家人何時會來看望等等，充滿著茫然的期待，或者焦慮、或者寂寞、或者恐懼、或者快要發病……，總之，我能從病友的眼神中，察覺內心的祕密，然後看情形找機會處理。

如今，我成為病人，當然也要倚在護理站的櫃檯前，思想著當年病人的心情，反省自己當年如何對待病人。但是，畢竟從我掛診精神科醫師開始，一切的角色都更換了，這裡的醫護人員是用什麼心情態度面對病患？病患又是對醫護人員有何盼望？我很惶惑！

首先，當工作人員發現我在櫃檯前，其中有人問我：「有什麼事嗎？」

我微笑著回答：「有什麼事？嗯！對，不是我有什麼事，而是我本身對你們而言就是一項事情。」通常，護理人員都在裡面開會、寫報告；我想，我可以幫他們找些寫報告的材料，所以我本身就是他們需要工作的事情。當然，我這樣的回答沒幾個護士會對應的。

所以，護理長出馬了，問我：「妳在想什麼呢？有什麼是我可以幫你的呢？」

我反問她：「我在想，妳如何形容看待這裡的病友呢？是不是像一堆會移動的植物？」

「會移動的植物，太深奧了！」

「植物跟人都有其特性的生命發展，會成長，需要水份養分，但植物沒有人的情感、思考、意志……。」我這樣想著，對生命心靈有種深切的盼望。

可以肯定的是，這個護理長還算是有把刷子的，她回道：「也許我們做得不夠讓妳滿意，但我們會一直努力！」或許，這樣的認知與溝通，是最大的進步吧！

最深的痛

住院期間，我無法安靜，煩悶、易怒！某次，我走在護理站前，看著這些在我的感覺上是思考僵化、行為制約、不求進取、缺少心靈之愛的醫護人員，我不斷環繞思想著：「為什麼你們對工作的感覺就像是混口飯吃呢？你們熱愛生命、熱愛工作嗎？」走著走著，我突然將護理站櫃檯上的小花草、小盆栽一一推倒，即刻惹來護士的阻止：「妳這是在做什麼？」

我表情淡漠地木然回答：「沒做什麼，因為我無聊！因為，我不知道工作對你們而言，有什麼意義？」我想起對自己工作的熱愛、理想，以及種種的挫折、痛苦，我是那樣的認真，而他們呢？只是求生存混飯吃嗎？

翌日，醫師以及小丸子護士找我溝通會談，「為什麼妳要破壞物品呢？」

「這算破壞嗎？嗯，因為你們沒人理我啊！我很煩、很痛苦！」

小丸子護士說：「很煩就可以破壞這些東西嗎？」

我說：「這不是可不可以的問題，而是表達方式的問題！我不知道如何表達，妳知道在非洲行醫的史懷哲曾說，『善，乃是維護並促進生命；強以意志，益以熱愛。』妳，了解這句話嗎？」

她說：「我沒有讀過，但我可以從妳的口中學習；並且我相信，史懷哲應該沒有到非洲濫墾砍伐吧！」

「我也沒有對你們濫墾砍伐呀！」我這樣回答她，心中的糾結如火焚燒。

當日晚上，我老公來看我時，我又說：「很煩很煩很煩……！」我老公迫於無奈，把護士找來處理，當班的年輕小護士，一副還沒進入狀況的樣子問：「那，現在要做什麼呢？」

我更火大的吼著：「這怎麼會是妳問我『妳要做什麼呢』？妳是一個只會等病人及家屬下order的專業護士嗎？」

於是沒幾分鐘，值班醫師就過來問：「我可以幫助你什麼嗎？」

我老公說：「我拜託你幫忙，至少要做處理，有什麼處理呢？是吃藥或者打針，你不能做、不會做嗎？」

於是，護士來幫我打了一個很痛的針；而在藥效還沒發生前，我又將會談治療室擺設的假花裝飾全都拆了，在腳下踩著踏著，喊著：「我受不了受不了受不了……！」

這些假的花，讓我覺得這世界充滿了無力、無奈與虛偽。

人與人之間虛偽的假面具，是我最深的痛！

分界點

住院期間，我情緒不穩，經常對醫護人員發脾氣，護理長這樣問我：「既然妳認為我們這麼不專業，為什麼還要在這裡住院呢？」

「第一，不是我主動要住院的；第二，我對你們有期望，所以才會失望；第三，我無法控制自己的情緒，所以才住院，不然我為什麼要找到地方把我關起來，還吃這麼多藥呢？第四，我需要找出氣筒，而你們最適合！」我解釋著。

「醫病關係不是該互相尊重嗎？為什麼我們要當妳的出氣筒呢？」

我忍不住說：「這是精神科，不是內科外科；在精神科做專業醫護人員，這是你們的選擇。一如在感染科，如果你被感染，那是你的選擇、你的專業、你的機運；一如當警察追搶匪可能會受傷，任何行業都有其危險性，那是你選擇的職業。所以，醫護人員穿上白袍時，一定要弄清楚，自己是幫助人、救人，而對方正是需要你的病人。」

然後，護理長深吸一口氣說：「我覺得我好像在跟長官講話……。」

「但我只是個需要幫助的病人……。」我這樣說著，充滿了無奈，因為，我找不到那個人與人相處的分界點，或許因為這樣，我才會住院吧！

在生活中，在與人相處的各面上，每個時間場景，戲裡戲外，都有一個分界點；找出那個分界點，自然能恩怨一揮手，笑罵由他人。

解不開的情劫

此刻，想到要寫關於F的故事。她是我住院時的同房病友。她的病，比許多戲劇情節精采；但與其說是情節，更是人生一場「劫」，一段解不開的心結。我不知道她成長的部份，也許早已埋下許多不幸的種子，比如父親的自殺，這有沒有遺傳基因呢？我不知道！至少就我對她的觀察了解，她無論就跟人的對談、說話、聲調、外表等，以一個四十多歲的女人而言，算是搶眼的。

其實她是精神科病房的老病號了，關於她的發病，在第一次團體治療中，她淚流滿面，痛哭的說：「關於我的故事，不能講，好難講，因為太長了……！」所以我之後，當然不會主動跟她提起，總是她來對我說的。她告訴我：「如果我的老公像妳老公這樣，我應該就不會生病。」

我說：「其實每個人不同的際遇有不同的問題；只是我在婚姻相處的這一部份，表面看起來沒有什麼問題，其實也隱藏著另外的問題；一如我倆看似環境不同，但都得了同樣的病。」

逐漸地，她開始斷斷續續地，跟我分享她發病的故事。原先，她是成功的業務行銷主管，三十歲前，就存了千萬款項，又有房地產，跟老闆是好朋友般的姊妹，深受重用。

但是，六、七年前，她老公外遇，且外遇對象不斷地到她公司來騷擾她，弄得她精神恍惚，沒辦法好好上班，但老闆鼓勵她，男人是不可靠的，要把生活的重心，轉到工作上，並勸她加入公司的股東；就這樣，她把身份證等重要資料，交給了老闆，也在老闆給她的資料上，看都沒看就簽字。

沒料到，老闆是找她做人頭保，然後捲款潛逃，使她背負鉅額債務；不得已，只好把所有財產轉移到老公名下。但這樣接連的背叛，丈夫背叛她，連朋友都害她，簡直是無以名狀的傷痛。

老公仍然外遇不斷，不斷換對象，不但帶回家裡，並且說：「這房子現在是我的名字啊！」為此，她氣得腦血管爆開，年紀輕輕就中風；在醫院搶救之際，醫師說動手術也不一定治好，就算救活也可能成了植物人，生存機會渺茫；因此醫院要家屬下決定，沒有親人敢決定要救她，只有她老公堅持要救，在手術書上簽了名。

她活過來了，很奇蹟的，沒有殘缺地活下來。幾近完全復原後，丈夫又開始外遇，且吵著要跟她離婚，於是她簽字離婚，但兩人仍然住在同一個屋簷下，因為房子成了老公的；這些年，為了前夫的問題，她只好不斷地躲到精神科病房，兩個孩子則交給孤兒院。

她回答：「我前夫知道有其他男人追我，就對我施以家暴，打得鼻青臉腫，真是搞不懂，先有外遇的是他，要求離婚的也是他，怎麼現在有人追我，變成我背叛他了呢？」

我問她：「不懂！你們不是已經離婚，就應該各過各的生活啊！」

「沒辦法啊！像有次他打我，我找警察來說家暴，然後又說我們離婚了，連警察都不想管，搞糊塗了！」

我說：「難道沒辦法請他搬家嗎？」

「可是，目前這房子名字是他的，而畢竟他也救過我一命，而且他現在也失業中啊！」

這下我終於明白了，這樁婚姻真叫做冤家債主，誰都管不了，F不願回家碰見前夫，又要每週都能接女兒回家見面，所以醫院是逃避的地方。

許多問題，許多煩惱，是因為我們不願放手，是因為我們太執著，尤其憂鬱症病人，情感很軟弱。但是如果不把沒用的舊茶倒掉，杯子再新，也裝不了新茶，擁有可重新品味的新生活。

重生，總要像脫一層皮那樣的痛，然後才會長出新皮，擁有新的生命，新的生活品質。

走不出的框框

第一次知道L的病況，那是有次去職能治療室，活動結束，要搭電梯回病房時，病友說L走不上去。什麼走不上去，他腳痛、跌倒、頭昏嗎？都不是！另一個男病友才跟我說：「沒關係啦！有人會去帶他。」

原來，L是個從美國回來，約二十歲的大男孩，他會一直在某個固定的空間裡走不出去，這是強迫症的一種；又因為不太能用中文表達，所以不太說話，也不太能走出他睡的那間頭等病房的門。但有個年紀差不多大的另一位男病友，英文比較好，會帶著他慢慢走，很有耐心的陪著他，讓L的病情逐漸進步。

有一次治療的主題是用各種顏色的粘土作畫，在白紙上貼出最能代表自己目前狀態的圖型，這也是最想送給某人的圖型禮物。L就坐在我隔壁的隔壁，很近，卻很難有所交集。

當大家慢慢製作完成後，我看了L的作品真的跟他的病情有關，大框框裡有小框框，小圓圈裡有小點點，若問他這是什麼呢？他說：「食物放在盤子裡。」要送給誰呢？不知道！因為他又呆住了。

接著，有個病友拿著自己的作品，說要送給L的，那是一個漢堡，因為L從美國回來，一定不習慣台灣的食物；又有另一位製作了笑臉圖型送給L，表示雖然L很少講話，但他偶爾露出的笑容很可愛。接著，一個個病友用英文跟L講話，但L沒有回話，只見眼角滴下了一滴淚水。

這是我永遠忘不了，最溫馨的團體治療。

幾天後，我跟護理站借了吹風機吹頭髮時，從鏡子裡看見L在跟那位最熟悉的男病友談話，隱約聽到那位男病友告訴L，自己明天就要出院了，希望L要照顧好自己，祝福L會愈來愈好，早點出院等等。說完後，我看見L的怪異舉動，一直在自己房內的廁所門口進去出來、進去出來；彷彿在一個框框裡，原地踏步或站著不動，好久好久，直到護士發藥的時候，進他房間叫他，才處理好這狀況。

一週後，L也出院了，不是因為痊癒，而是因為他的住院時日超過規定；即使像他這樣自費的病人，也是有時日限制的。再怎麼樣，這裡總比美國的醫療費用便宜很多很多，但那應該不是他家人所顧慮的，而是他到底什麼時候病會好，一個本應有大好前途的年輕人，難道一輩子就這樣嗎？把醫院當固定的渡假旅館，在家庭與社會上撐不下去的時候，還有一個地方可躲，那就是醫院。

也許，我們人生都有一個走不出的框框。能夠在醫院裡與L相遇，雖然說不上一句話，但我卻在心裡為他默默祝禱，這麼年輕純真善良的大男孩，不能隨便放棄或糟蹋自己的美好人生。

女兒的眼淚

在我住的病房，規定每天晚間八點半後就禁止會客，也禁止外出。因此有次我從會客室回到病房，突然看見一個女人對著護士哭喊：「為什麼要趕我走？我要見我爸爸，要跟我爸爸說話。」

護士很剛硬地說：「不是我們不讓妳見，而是時間到了，這是醫院規定的！」我很想停下腳步，在門口看看到底怎麼回事？兩個當班護士會怎麼處理？護士顯然擔心會影響到其他病人，尤其特別叫我離開；但我還是找個安全的角落觀察著。

那個滿頭白髮患憂鬱症的老人，他一臉表情淡漠，女兒卻哭喊不停：「我已經半年沒有看見爸爸了，我要看見爸爸吃飯，我要多跟爸爸講一些話，為什麼不行？為什麼時間這麼短？」再加上護士們公事公辦的態度，構成了一副很有趣的三角畫面；三個角色，三種情緒。

這使我想到，當年我擔任精神科護士時，我是如何面對病患與來探望之家屬關係之處理。因為當年我服務的是慢性精神分裂病房，根本很少有這種情形，大部分是久病床前無孝子，或是夫妻大難來時各自飛。頂多週六或週日，來會客的親友稍微多一點，平常誰管這些人呢？若碰到病患零用金沒有了，或生活裡有哪些缺乏，護士們就跟家屬聯絡吧！所以，當年的我若碰到這種情形，一定會先以同理心先給家屬方便，但也要向家屬解釋病房的規則，需要他們哪些配合等等。

所以，當我看到這情形，當年身為護士的我，與如今當病人的我，畫面不斷交錯著；如果今天護士換成是我，我想我仍然會選擇違反病房的規定吧！因為這個世界還有心有情的人不多了。

沒多久，護士終於跟家屬達成協調，讓女人多留十五分鐘，因為等下服藥治療就要開始了，這時那女人的情緒也緩和了些。

如果護士一開始就溫柔體諒的對待，是否就不會引爆這麼多的情緒火花？我不知道，但我相信，懂得憐憫的人有福了。

原來大熊貓是跟我學的

剛到台灣來的大熊貓團團圓圓，過年前不見客，如同在醫院中冬眠的我，不想爭地盤認環境，只要冬眠就好。那時我想，基於身材的相像，時間的次序，應該是我跟大熊貓學的吧！

今天在某報看見頭條新聞，發現大熊貓雖然出來見客，但一聽遊客歡聲大叫，立刻驚嚇得不知所措，大熊貓寶貝的行動一如一二三木頭人這樣的分解反應，可能因為實在不清楚，喊叫的遊客要做什麼，該回應嗎？先來個停格慢動作測試一下吧！

大熊貓會變成一二三木頭人來測試狀況，或許因為對於環境、對於人，有著種種的不安全感，又找不到應變要計，只好立即停格不動，將自己當成園中固定的擺設。

大熊貓現在才變成一二三木頭人，就算不是學我，也有一種心靈相印吧？或者，人生在世很多事，基於生物反應，根本不必學就會了。至於生活在醫院裡的我，為什麼突然玩起一二三木頭人，讓根本不認識我、也不可能跟我學的團團圓圓蒙受不白之冤呢？因為在我這塊動物柵欄裡，好不容易建立起來的愛與信任，似乎變成月黑風高下的夜影幢幢；愛在潰堤，心在流血，為了存活一口氣，不得不變成一二三木頭人，學習生活探索，滿足最簡單的安全感。

我不知道熊貓需要多久的時間適應這生活世界的改變，但我祈求，讓我趕快成為一二三木頭人遊戲中的贏家吧！

至少要有顆蛋蛋

某次治療活動，治療師要病友們圍坐一圈，每個人想出自己是什麼顏色的人，比如喜歡藍色的阿嬌等等，彼此間不能重複。接著，給我們一個小熊布娃娃，要大家用拋丟的方式傳遞，比如我是藍色的阿嬌，要把小布傳給喜歡紅色的阿慧等等，被傳遞的人不能重複，也不能傳給隔壁的人，需要有個間隔；且傳遞當中，不能有失誤，若對方沒接好，一切從頭再來。

所以，大家都很緊張，深怕自己成為那個眾矢之的害人精，個個莫不屏氣凝神的注意，內心緊張忐忑不安。

大家把小布傳完之後，治療師又給我們一個更小的猴子玩偶，它叫做小丁，因為比較小，不容易被抓住，在傳接上更要小心。

成功完成傳遞小丁的任務，遊戲可還沒完！治療師又拿出了一顆雞蛋要我們傳，這回大家萬一失敗，可就不能重來一次了；而且蛋碎了可是會弄得滿身滿地，我們嚇得大叫：「可不可以不玩啊？」治療師搖搖頭。

在傳遞雞蛋時，大家都像手捧著價值連城的金鑽一樣，發抖著雙手，瞪大了眼睛，不可有所閃失，以近乎遊戲規則的不到一公尺距離傳遞，但傳到某實習治療師的手中時，她就開始玩，讓自己要接又接不到的樣子。果真，那顆蛋就在大家集中目光的驚呼聲裡，砰然落地！這才發現，原來這顆蛋是熟的，不會蛋殼破裂，蛋汁就跟著濺滿地。

蛋，就算真的摔到地上又怎麼樣？

接著，治療師要求大家分享這個遊戲的心得。有人說：「沒想到蛋是熟的。」也有人說：「一定要有顆蛋蛋。」

我想，人生許多事，沒有我們想像的糟，人生更有許多事，是在冒險過程中，找出經驗的累積；因而在戰戰兢兢中接受許多新的嘗試，才可打開恐懼的限制，進入更深更廣闊的生活體驗。

千萬要小心

重鬱症患者大都有一種情形，覺得自己是罪人、是罪犯，有很多的壓抑，再加上精神科病房的諸多管制，真像坐監牢一般。

某次病房生活討論會，病友仍然在「醫院把我們當病人還是犯人」上打轉，每個病友一吐為快之後，我們小丸子護士發言：「我們就是因為把你們當病人般照顧，才會有這些限制；比如，我知道你們請假外出時，有的人都會騎車、開車，但這是非常危險的！相信在你們在門診拿藥的時候，應該會發現大部分藥包上都寫著，『服藥者禁止駕駛，以及操作機械』這樣的字眼。所以，這就是說，萬一你們請假外出中，騎車或開車出了意外，不但是你們受傷害，醫院也是要負責的。你們知道你們是病人，我們更知道，所以必須有些規定，來保護你們。」

我一聽這番話，覺得小丸子護士真是可愛極了！帥呆了！許多時候，我們常把別人的好意，當成惡意；不管你有沒有生病，都只站在自己的立場設想，因而產生以管窺天之偏見，對人對己都是傷害。

無論精神科用藥，或一般感冒藥，只要註明該藥會產生倦怠、昏睡，不可駕駛或操作機械服用者就別逞強了。萬一發生什麼事，醫院是不會賠你一條命的，若還殃及無辜，更是終生遺憾。所以，千萬要小心，別存僥倖，更不要挑戰機率；只要喝酒或吃某些藥，造成反應變慢，就會發生危險，這是真的。

說再見！

我準備要出院的前一週，開始很焦慮。我很擔心回家的狀況，因為藥物副作用，四肢無力，右半身不斷抽筋扭痛，這樣能出院嗎？但因為健保住院期間到期，我似乎沒有選擇的權利。

那天，吃早餐藥後，小丸子護士問我：「過年妳想去哪裡玩啊？」

我回答：「妳看我這樣，能去哪裡呢？不如妳推薦推薦吧！」

她又問：「那妳會開車出去嗎？」

「當然囉！不然怎麼出門。」

結果她緊張地說：「妳吃的藥是不能開車的喔！這樣很危險！」

我真是抓了抓頭髮，看著她笑說：「我說要開車出去，但我沒說是我自己要開車啊！我有司機會把我照顧得很好，您就別操煩了！」

接著我以逗趣式的語氣問她：「那妳不回婆家與娘家嗎？」

她說：「婆家在香港，娘家在附近，所以我過年期也是要上班的呀！」

接著她又提醒我：「不管有藥物或任何不舒服，就先來急診，所以妳不要跑太遠喔！而且過年期間我有上班，會特別打電話給妳，看看妳有沒有準時吃藥，睡眠正不正常？」

我微笑地說：「好啊！歡迎啊！」其實我想的是，我都已經是出院病人了，關妳這個病房護士什麼事啊？妳能做什麼呢？但同時另一面，我一直在想，過去我當精神科護士時，病人住院出院，我有這樣特別關心過病人嗎？還是暗自竊喜，又少了一個病人，輕鬆多了？

果然，春節期間小丸子護士打電話到我家，但我沒接到，她還特別叮囑我老公，「如果有什麼狀況要告訴她，緊急來急診。」

接著，我開始等待與猜測，小丸子護士還會再打電話過來嗎？不是期許，只是好玩！果然，過了幾天後，她又打電話來了，我還是沒接到；我問我老公她講了些什麼？「又是藥量夠不夠？跟家人吃飯有沒有情緒問題的起伏？有沒有準時吃藥等等啦！」

出院後打兩通電話到我家關心狀況，沒有任何的目的。小丸子護士熱心關懷的工作趣事，還挺多的。讓我有種撞擊生命深處的感覺，對的，因為她不是用工作的角度做事，而是更高一層，關心病友內在的精神糾結，像朋友一般的陪在妳身邊；這樣，可以打造出生命起初的愛！

該如何面對出院

今天中午是出院後第一次回診，我的主治醫師在治療憂鬱症方面非常老道，根本說幾句話就能看出問題所在，騙也騙不了他。

我跟我先生也問到，我這次住院的主要原因，是因為工作的問題，但至今並沒有一個好的解決方法，所以我昨晚就開始產生恐懼、焦慮的狀況，而多吃了一顆穩定情緒的藥。這樣，我可不可以今天再繼續住院？因為我不是病情穩定出院，藥物也還在測試當中，我應該要繼續住院才對。

醫師說：「站在病人的角度看，住院太久是不好的，現在先每週回診再說，有問題就急診。」我了解他的意思，很多重鬱症病人就是這樣，隔一段時間就要跑來住院，因為住院可以調整作息。並且，在醫院裡是安全的。

我似乎把醫院當成了一個保護所。為此，醫師特別把我支開，跟我老公說，不能讓我對住院養成依賴，我的病情是有可能會好的，只要好好治療，甚至可以斷藥的。

醫師對我是充滿希望，但我對自己呢？醫院不是我的家，我的舞台、人生，我必須找到自己的立足點，可是當時我真的不知道，只希望燃起生命的動力。

情緒療癒

最近在夜市，常看到一種像漢堡的麵包，觸覺拿起來真的像麵包，很好吃很飽足的麵包。正拿起來看的時候，我老公趕快說：「那是假的啦！這是新的一種整人玩具。今天我們辦公室午茶時間，我看我桌上放一個這樣的麵包，然後就拿起來大口咬下去，立刻喊著：『這麵包怎麼這麼難吃！』同事才哈哈大笑：『這不是真的麵包啦！這是叫療癒性商品。』」

我也笑著說：「嗯！你的確需要療癒了，因為看到東西不思考不詢問就咬下去，可能智能分析力需要療癒。」

什麼叫「療癒」呢？反正就是這個社會充滿著身心靈都受傷的人，所以需要「療癒」，比如飢餓時看著麵包，揉呀！捏呀！打呀！可以讓自己享有一種情緒飽滿感；又如看著可愛的絨毛娃娃，緊緊地抱在懷裡，蠻有溫暖安全。總之，只要能運用點小小創意，發洩心中的鬱悶、愁煩、無奈……，讓生活多一點幽默，心靈貼一塊膠布，就是「療癒」的一種囉！

還有一種頗受歡迎的療癒系女孩，有著出色的外表，滿足的表情，能洞察他人心思，了解他人的痛苦與煩惱，真誠且深入的傾聽；不求自己要什麼，而先融入他人所需，發自內心關懷，抓住交談要點，使對方敞開心胸，而在不知不覺中，贏得對方的信任與信賴，告知以煩惱、痛苦的事，然後加油打氣，給予正面的解決方式。這真似乎是白衣小天使哩！可是真有這樣的人嗎？網路交友這麼多、詐騙這麼多、黑白真假這麼多，童話中的王子與公主，負傷累累，都逃跑了，誰可以相信？

在住院時，幾度情緒不穩，有一次被打過一針情緒安定劑後，小丸子護士問我：「要不要到情抒室待一下？」她拉著我打開房門要我進去，我也就很無奈的進去，裡面就是一塊榻榻米地板，有一張床，還有一堆絨布娃娃，以及一個拳擊手沙袋，真不知道這要幹嘛？小丸子護士說：「妳可以在這裡做任何事來發洩情緒，但不可以傷害自己、傷害別人，或弄壞物品喔！」這是什麼約定啊？這樣就能發洩情緒嗎？

接著，我把幾個布娃娃丟向攝影機，因為這裡只有情抒室裝有攝影設備，讓護理站全程監看，以免發生危險，結果小丸子護士馬上用對講機跟我講：「妳是在練習投籃嗎？不能丟攝影機，萬一弄壞了，要賠償的！」

我回答：「這不是情抒室嗎？這是我發洩情緒的方法啊！我知道攝影機在哪一邊，我也知道妳正盯著攝影看我的所作所為，所以我投籃在跟妳打招呼哩！我投籃不是破壞物品，是在引人注意找妳啊！因為我煩、焦慮，但待在這裡，我更焦慮，覺得你們只是把我丟在這裡而已，我不喜歡這樣。我的情抒發洩方式不是這個房間與設備，我害怕孤單，所以我需要找人講話講話講話。」

小丸子護士一臉為難的表情說：「好，我知道了，可是我現在沒有時間跟妳會談啊！妳可以等我一下好嗎？」

我坐在床上，在攝影機下，我有種「小心匪諜就在你身邊」的感覺，那我要在這裡做什麼呢？禱告吧！「主啊！我每一天都在你手裡；除你以外，我任何好處都不要；因為，你早為我擔負一切！」

過幾分鐘，小丸子護士推門進來說：「你好像好了一點吧！剛剛抱著頭坐在床上，是在禱告嗎？看來很有效喔！但現在吃飯時間到了，妳要我幫妳拿進來呢？還是到外面吃？」

「當然，我會自己走到外面的。」但她仍然拉著我，好像小孫女牽著不知狀況的老奶奶哩！

胖瘦之間

在我住院前三個月，很努力地瘦了將近十公斤，但住了快三個月醫院，又胖了快十公斤，令我不免傷心抱怨。小丸子護士卻總一派正經的跟我說：「那好啊！表示妳有自我改善的空間。」

這句話總讓我以懷疑的眼光看著自己，也看著她，有點哭笑不得。

並且，住院後不知是吃藥的關係導致飢餓感而發胖，還有吃藥導致全身酸痛，尤其背部脊椎，簡直痛的無法自由運轉，於是會診復健科，醫師就給我排復健治療（Physical Therapy - PT），每天到樓下躺著用筋肉電療器二十分鐘，再二十分鐘熱敷，這樣的按摩真是我最快樂的日子，經常不知覺中小睡片刻。

出院後，最大的損失就是不能去做免費舒適的復健治療，於是我開始找人按摩啦！有一天，我又到某醫院看過敏免科，門診大廳前有一區塊，是幫助盲胞的按摩，我想外面這一堆明眼人按摩，也挺貴的，不如花少一點錢，給真正需要靠按摩維生的盲胞一點生意。

幫我按摩的是一個瘦小的中年人，按了沒多久，他跟我說：「小姐啊！我跟妳講喔，妳不要生氣哦！妳這樣實在是太胖了，很難按摩按到點，要力氣比較大的人，妳真的要趕快減肥啦！妳減肥下來喔，什麼病都不會有啦！」

我跟他說：「謝謝！我也很想啊！」

這讓我想起一則笑話，有個中年婦人到減肥中心投訴，說：「我已經繳了這麼多錢，你們當初是保證塑身減重四公斤，無效退費的喔！現在我一個月下來，竟然才瘦了零點四公斤，根本是騙人的！」

於是老闆這廂急了，趕緊把服務員叫出來大罵：「告訴妳要認真做，仔細幫這小姐指壓按摩，一定是妳偷懶啦！」

這個很年輕的女服務員，滿頭大汗，驚惶失度地向老闆報告：「我有努力作的，很努力的為這位小姐做指壓瘦身按摩哩！」

老闆問：「妳有什麼證明呢？」

服務小姐說：「有啊！我瘦了四公斤！」

所以，胖瘦之間，最重要的不是美麗與否，而是我們的健康指標，過胖或過瘦肯定跟健康斷了線，要找回來也不難，趁著生命的末班車到來之前，可以管好自己的嘴，選擇性的忍痛割愛；再管好自己的手腳，能跑能動；還有，管好自己的眼目，不要受誘惑。

我相信，重鬱症的病情與藥物，不會一直將我緊緊勒住，我會慢慢愈來愈好的，如同天使一般輕盈，照著神所量給我的尺度，做該做的事。

把自己關起來吧

前幾天，我到7－11買了點東西回來後，放下東西把鐵門關上，這「關上」意味著要解開多道手續，管好上面主要這道鎖就好，而下面的鐵拴不要拴上，免得老公回來有鑰匙卻進不來。

但我突然聽到開門的聲音，是老公回來了嗎？時間沒那麼快吧！我就去打開大門，並且把鐵門的三道門鎖打開；不料，竟然鐵門沒動，怎麼推用力推都沒用；待老公回來，用鑰匙打開，也怎麼推都沒用。他進不來，我也出不去，兩人隔著鐵門焦急如焚。老公一直說，認定是鐵拴的問題，叫我把鐵拴再拉到底端，應該還可以退，還有空間，才會造成無法開門。

最後的決議，老公說：「那還是花一千元去找鎖匠吧！」我被關在裡面，也不知道怎麼辦？真的是鐵拴的問題嗎？底端的距離已經很遠，鐵拴不可能控制住鐵門啊！我再把每個鎖住的點重新操作一次，居然輕而易舉打開了鐵門。原來是我早餐進家門，鎖了三道門鎖後，沒注意地把隱藏的那個鎖扣也扣上了，這個鎖扣完全由內部控制，就算外面有鑰匙，只要鎖扣不開，就進不來，同樣的，鎖扣不開裡面的人也出不去。而我，完全忘記了自己有這個動作；所以，是我把自己關起來的。

當我打開大門的同時，老公也帶鎖匠回來了，真是糗到底！我們拼命道歉，原來不是門鎖的問題，是我出了狀況。

最近，覺得自己的記憶力退化，也許是吃藥的關係吧！總不時地腦海一片模糊，反覆不斷地問：「今天幾月幾號了？」「我吃藥了沒？」「我要做哪件事？」然後，去7－11也會付了錢後，東西忘了拿。好像完全不能做太複雜的事，變得有點遲鈍。

我不知道是不是在潛意識中，想要把自己關起來？因為門跟門鎖都沒問題，那就是我有問題囉？有些事，記得太清楚；有些事，偏偏又完全空白。

這讓我想起，童話故事中有個長髮公主被囚禁在高塔裡，如果她不把自己的頭髮放下來，王子是無法爬上高塔救出公主的。所以，我們總覺得是其他的失誤，卻很難發現，失誤其實只在那自己的一指一秒間。

阿凱的圍兜兜

阿凱是一個智能不足兼具精神病症狀的青少年，長得瘦瘦高高，哦！不，應該說是極瘦吧！腰似柳條兒般細，以致褲腰帶要緊緊綁個大圈，每次拉啊拉的，治療師就會過去幫他整理好，也有些病友會說他：「阿凱，褲子自己綁好，羞羞臉喔！」

我是在第二次住進另家醫院，進行ＯＴ職能治療時認識阿凱的。他的眼神時而呆滯，眼球時而上吊，雙手情不自禁的舞動著，每次活動都坐不住地要站起來走動，嘴角總是淌著口水……，說實在，他這樣無法自控的狀況，如果不認識他，還真是會有點怕怕，剛開始我是這樣的；後來，我發現自己是那麼地拙劣而沒有愛心，因為很多病友一點也不怕他，反而把阿凱當成自個弟弟般照顧著，隨時提醒他：「阿凱，把圍兜兜圍好……。」「阿凱，把圍兜兜拿起來擦擦口水。」圍兜兜，似乎成了阿凱遠遠而見最具體的特徵。

某次團體休閒活動，治療師把病人平均分為兩組競賽，其中我那一組又指名要我出來做隊長，幫忙收發名牌、整合隊員力量等事；而阿凱，就是我其中一名隊員。

第一次整隊的時候，我看阿凱身體搖擺，走來走去的，我就說：「阿凱，在隊伍中站好喔！」

治療師卻說：「阿凱他沒有辦法的！」意思就是叫我不要管他囉？我這麼想，我只要把戰力放在那些比較正常的病友身上即可；可是當我有這意念時，突然腦筋裡想到從前我上班時，總是天才觀點；也就是我相信大部分的利益功成，是由少部分的天才造成的，所以要把戰力放在優秀的少數人身上即可。可是今天，當我在治療中擔任活動的這個隊長而這麼想時，面對那些大都是軟弱異常的病患，突然有一種心虛虧欠的感覺，好像自己非常功利主義。

這個遊戲叫「神射手」，分上下兩場，上一場是用大的呼啦圈圈住椅子，圈住較近的得一分，圈住較遠的得兩分，這是要運用雙臂的力量，看兩隊在一定時間內誰得分較多；下一場是用小乒乓球投在一個用塑膠袋撐住的籃內，隊員中一個人投完後，接著就要去抓著籃子做捕手，如此循環著，看兩隊誰先把球丟完。

於是我稍微安排了一下上場的隊員順序，然後交代那些比較正常的男生病友，鼓勵他們選擇擲遠的那一個，以得到兩分來累積，並囑咐那幾個要積極輪流出來。

我想這應該不算太難。

隨著治療師的哨聲，我們陷入熱烈激戰中，阿凱突然站到比賽線上，沒有人對他寄予希望，只是想讓他玩玩吧！沒想到，他居然敢把呼啦圈往遠的那個椅子擲去，而且，一舉中的！我們的隊員狂歡鼓掌，我訝異地簡直不敢相信！

阿凱的表現，成了每一個人內心鼓舞的力量，而我則為著大家的鼓掌深深感動著，因為別人投中不見得有人鼓掌，但阿凱居然能讓每個人都大受激勵地鼓掌著，甚至連對方隊伍都為阿凱驕傲起來。

阿凱自己也笑得很開心，可是好像沒有大家那麼開心，因為他唯一的不同並非表情，而是自己會用圍兜兜擦去嘴角的口水。

接著在下一場單手投球並用籃捕接的競賽中，阿凱在隊伍中仍然來無影去無蹤，也沒有人特別指望他會出現幫忙得分。但是，又在中場激烈時刻，阿凱出現了，他用單手要丟球，被治療師提醒了一下：「阿凱，不能過線喔！」然後他退了一步，但並沒有放棄，用力的丟了一球，果然中籃，一陣掌聲想起，大家又開始呼叫著；但緊接而來，阿凱能當捕手嗎？這是一場不僅靠臂力，還得團隊合作的競賽，捕手要能看準同組隊員的球向，才能幫助隊上得分呀！這，阿凱平常眼珠兒會往哪裡看都不知道，還能指望他接到球嗎？

似乎每個人都狐疑著，阿凱懂得會去接下那個籃子，擔任捕接工作嗎？他又能順利接到球嗎？

他歪歪斜斜地走到捕手線上，接下了籃子，頓時全場病友眼神專注著為阿凱加油打氣，個個成了阿凱的啦啦隊；也就在那幾秒間，腳步不穩的阿凱，兩手抓住籃子一往前伸，就接住了球，全場歡聲大作。

終場，我們這一隊奪得壓倒性的勝利。阿凱依舊在場中隨意亂走，用圍兜兜擦著嘴角淌下的口水，而我則在一旁，情不自禁由眼角淌下淚水。

神卻揀選了世上愚拙的，叫那有智慧的羞愧；神又揀選了世上軟弱的，叫那強壯的羞愧。——《聖經》哥林多前書一章二十七節

自己的角色

在我第二次住進精神科急症病房時，三天後的一個晚上，我已逐漸進入濛濛夢鄉，不料此時，好像有人小聲的叫我，說是我入院時答應這個護士，睡覺前要把掛在脖子上的ＭＰ３交給護理站，我實在沒精神吵架，就給了她，但是我這一夜都沒睡好，因為入院前兩天都是這個護士小夜班，但她忘記就可以讓我戴ＭＰ３了嗎？那她怎麼可以忘記？而我好不容易快睡著了，竟然又把我叫醒，就為了自己忘記執行的一些病房規定嗎？到底病人情緒重要，還是護士想起什麼規定，愛作什麼就做什麼？

因為沒睡好，早上很早起來，趁著大夜班護士還沒下班時，衝到護理站，口氣很不好的向護士說：「昨天小夜班那個護士叫什麼名字？居然我睡著還叫醒我，沒收我的ＭＰ３，現在把ＭＰ３還我！」

那大夜班護士居然擺著臭臉很不情願地說：「等一下，我們現在在忙著幫病人量體重，妳先上來量體重？」

我把她桌上的體重記錄紙拿起來揮手一丟說：「請問妳到底把這裡的人當病人還是犯人？」

她也嚇到的回答：「當然是病人啦！」

我很兇地說：「那我問妳的病室管理重要，還是病人心理重要？」

她答不出來，似乎惱羞成怒地說：「妳管那麼多幹嘛？」

我也生氣地說：「妳看看妳現在情緒暴怒的樣子，妳跟病人吵架嗎？妳像一個專業的精神科護士嗎？妳的專業在哪裡？妳的工作基本ＥＱ在哪裡？」

沒料到這個護士居然跟我說：「那妳的ＥＱ呢？妳不是也曾經是精神科護士嗎？」

我恍然大笑地說：「嗯！這個問題很好，我想如果妳把妳的薪水給我領的話，我的ＥＱ就會立刻變得比妳高了，哈哈哈！」

這真的很好笑，我決定把這件事情讓護理長與主任醫師來處理，居然精神科護士要跟病人比誰懂得穩定情緒，這真的亂套了！我要這麼穩定，需要吃藥住院嗎？這真是弄不清楚自己角色的護士！

之後，經過與我的主治護士與護理長的協商，他們告訴我：「因為過去有病人在睡覺的時候，ＭＰ３繞著脖子很不舒服，我們擔心發生意外，才做這樣處理的。」

我反問：「那你們看我像這樣不清楚的病人嗎？如果有問題、有不舒服，我自然會丟一邊，而且我的藥物也沒有重到讓我不清楚的地步吧！」

所以，他們決定讓我繼續用ＭＰ３，以後每個護士對我說話都很小心，免得被我抓到不專業的地方。看來碰到我這樣的病人，也可以讓許多護士僵化的腦袋晃盪一下，受點刺激可以使大家都更進步。至於我自己跟那個會擺臭臉的小護士，當然就不計較囉！只要她能記清楚自己扮演的角色，我也弄清楚自己扮演的角色，我覺得這個最重要。

偉大的尊重

我第二次住院，跟第一次住的醫院不同，所面對的醫師、護士、職能治療師、心理治療師也不同；最不同的是，我想看看兩家醫療機構有何不同？所以，住院三天後，我就問醫師：「您看我需要做一個智力測驗嗎？」

主任醫師立即回答：「不用，我看就知道妳的智力很好，不必做測驗。不過，倒是可以做個人格測驗。」

我聽後心想，認為我的重鬱症是性格因素嗎？那可跟上家醫院醫師認定的雷同，但我特意不說，只問著：「那心理治療師什麼時候來呢？」

主任醫師親切地笑著說：「不急，您先不要急！要排時間哩！」這個主任醫師很有趣的是，他面對自己的病人，永遠用尊稱，讓每個精神科病人感覺自己像VIP。

一天天過去，我的心理治療師都沒有來找我，剛開始我還會唸幾聲，但隨著繁忙的檢查與治療，我也懶得理會心理治療師這檔事了。就在這時候，我快出院的前一週，有個穿白長袍的女治療師來找我，說是我的心理治療師，要幫我做測驗，卻沒找我到治療室單獨談，就叫我在病房餐廳填資料。這讓我覺得我們都還沒有心理會談，沒有彼此了解，有點唐突，感覺心理測驗好像照X光一樣，冰冷而讓人不舒服。

我的問卷還沒寫完，心理治療師就跟我說：「我有事先離開，妳寫完就直接交給護理站。明天下午，我會再過來的，因為我們能利用的只有下午四點到五點的這個時間。」我心想，好奇怪哦！難道這不是妳心理治療師該好好跟我會談嗎？怎麼變成護士的事？第一次心理治療接觸，顯然令我心裡不爽。

第二天的下午四點半，我等了半天，心理治療師還沒有來，到了快五點，我終於很不耐煩地問護士：「請幫我找我的心理治療師，明明跟我約好下午四點到五點的時間要過來，怎麼現在連人影都沒有？」

病房護士終究是比較了解我，就立刻叩心理治療師，卻聯絡不到，還跟我說：「心理治療師的電話一直佔線中。」

我不高興地問：「請問她兼差做生命線的工作嗎？」

護士回答：「哦，不，不會的！生命線付不起她的薪水。」

我即刻接說：「那她更應該立刻守信履約地出現在我面前啊！怎麼可以不守信用呢？」這讓我想起第一次住院時，當時跟心理治療師約好的時間，竟然爽約去做別的工作，感到絲毫不受尊重。心理治療師真是完全不顧及病人的心理嗎？我的氣憤如潮水般波波急湧。

護士看見我的情緒上來，立即再聯絡心理治療師，終於連絡上了，而對我說：「心理治療師說她中午一點多有上來病房，但看妳在睡覺就沒有吵醒妳，現在她時間不夠，所以明天下午再來。」

「不是說好了下午四點到五點的時間嗎？什麼時候跑出個一點多的時間，一點多是病人午休時間，我不在床上睡覺該做什麼呢？這真是莫名其妙！」我很不高興地說著，並問：「請問心理治療師歸精神部門主任管嗎？」護士點了點頭後，我決定要做一件事。

我回到病房，著手開始寫信，把心理治療師的問題寫給主任醫師；訹說著，難道心理治療師的時間是時間，病人的時間就不是時間，就可以自己愛怎樣就怎樣嗎？心理治療師應該照護到病人的心理情緒，怎麼專惹火病人，毫無尊重與誠信嗎？……總之，我滿肚子惱火！

第二天早上，主任醫師來看我的時候，第一句就滿臉客氣地說：「您的信我看了，真是抱歉，抱歉！我們早上開會有談過，這個心理治療師專業度夠，但態度需要加強，我這裡幫她給您道歉，這個一定改進的！」主任醫師都這麼說了，我能說什麼呢？

之後，果然下午心理治療師不但按時來，態度也很和善，我就不再計較了，得饒人處且饒人，咄咄相逼對誰都沒好處。

但是，這次的事件讓我感到，真正會處理事情、胸襟偉大的人，是能夠對人對事懷著謙卑的心情，給予別人尊重，自己才能獲得別人更大的尊重。即使是精神病人也一樣，病人需要的是——尊重。

春風的歌唱

因為住家距離的關係，我回到第一次住院的醫院看診，拿了藥後，想去樓上病房看看小丸子護士；但我到病房門口按鈴時，別的護士說她正在交接班。於是，我坐在長廊會客廳，默默地等著她出來，我想，她會像上次一樣，很高興的出來見我。除了一些特殊病例外，病人康復回來看望，對醫護人員而言，畢竟是很有成就感的。

我從長廊的落地玻璃窗，望著對面的小山頭，突然發現兩三棵不知名的大樹，枝葉被春風吹過，裙腰款擺搖曳生姿，尤其樹梢枝頭，似乎是長滿了小白花，當陣陣春風迎面而來時，張嘴歡笑著，彷彿一群小白鳥，佔據著枝頭，引吭歡唱高歌。

小白鳥，這讓我想起背後的那面牆上的畫，記得小丸子護士曾經問我：「在這長廊的畫中，妳最有印象的是什麼？」

我回答：「樹下那兩三隻哭泣的小白鳥，好似被丟棄在世間，找不到回家的路，所以必須哭泣！」

想到這裡，我想回頭望，但該回頭察看嗎？不已經是背後的事了，面前的，應該是鳥兒歡唱著迎接春風吧！可是，我還是偷偷地，不由自主地回過頭，發現那面牆中的畫，如今離我最近的是河流中優游自在的小魚，至於樹下哭泣的小鳥，此刻卻看不清楚那兩粒淚滴。

等待，是迎接春天到來的寒冬，這樣漫長，但春天一定會來。

過了半個小時，小丸子護士還是沒出來。我該再按鈴催促嗎？突然覺得，什麼事情都不要強求，因為我不能驕狂地越過神的手，也不能蠻橫地抓住人的手，只能默默地等待。

但是，如果小丸子護士正在忙，畢竟是人家上班時間啊！所以，我打了電話進護理站問，接電話的人回答，小丸子護士正在忙著排藥，我說：「沒關係，那不打擾了。」這是我對醫病關係的認知與尊重。

我轉身離去，沒有失望的感覺，因為人生在世，不過客旅，每個人與人之間，也都是過客，偶然間淡淡地來，也淡淡地去，是另一種幸福。

第三部分

——憂鬱症強勢蔓延的你我須知

無論你是病人或家屬，
只要你活在這憂鬱蔓延、精神爆炸的年代裡，
你就不能不知道的一些事態與觀念，
在此揭開祕紗！

這真的是「病」嗎？

在我的記憶中，當我做精神科護士的時候，根本沒有什麼憂鬱症，或許那時候就存在很多病例，但沒發現，也沒有什麼研究實證，一直到二十一世紀，憂鬱症竟一躍成為世紀三大殺手，嚴重侵害到許多人的生活。

目前的精神醫學界，在憂鬱症的普遍理論上，多強調與腦部細胞傳導分子（血清素與正腎上腺素）的多寡有關，這是所謂「化學失衡」理論。也就是說，憂鬱症是因為大腦神經傳導中樞化學作用酶失常導致。

但在張老師文化出版的《如果梵谷不憂鬱》這本書中，寫出在精神醫學發展史中，憂鬱症之所以被歸類為疾病，其癥結點在於腦部病理特徵的根據。

在一九九九年，葛拉茲娜・拉吉科斯卡懷疑憂鬱症的病理機制與腦部構造的改變有關，並且在頗富聲望的《生物精神醫學》雜誌發表研究報告，獲得印證。

拉吉科斯卡是研究前額葉皮質的專家，她發現憂鬱症發作期的患者，前額葉皮質血流量與能量使用都會減少，減少程度與疾病輕重有關；其皮質較薄、細胞較小、腦組織內的細胞密度較低；尤其在負責情緒、思考、動作及身體各功能的神經細胞上，憂鬱症患者則是明顯的神經膠質不足，而無法保護神經細胞，使得在強敵環伺下手無寸鐵，遭受攻擊後欠缺復原的資源。

當一個憂鬱症患者在述說他生活中的種種問題時，我們所看到的不是心理情緒的表象，而是他腦中消失的神經膠質細胞，那正在萎縮的神經元。

總之，憂鬱症患者無論從腦部或日常生活著眼，都表現了一個特徵，憂鬱症的根本問題是一樣的：易受傷害又缺乏復原力。

接著，精神醫學家伊薇・希蘭運用另一項科技進行電腦輔助腦部照相發現，許多憂鬱症患者的海馬迴比較小，這又是另一項病理證據。他們發現另一種關聯，罹患憂鬱症越久的人，其海馬迴與杏仁核越小；杏仁核與情緒有關，海馬迴負責記憶功能，其不會因為年齡而縮小，但會因為罹患憂鬱症而縮小。這項研究引起醫界注意，憂鬱症既會損傷患者的腦部，表示預防或縮短發作的時間是迫切的任務。

憂鬱症是慢性的進行性疾病，每一次發作，甚至是每一天發作，但這都不是正常的變化，而是腦部病理的改變。因為研究上已經發現，憂鬱症是會傷害腦部的疾病，亦即腦部受傷的疾病；但是，同時在神經科學史上，也證明了成人的腦部是會增生出新的細胞。

許多人眼中看到的都是憂鬱症是情境心理因素，但情境造成為其一，卻非全然！心理因素有沒有，當然有，問題是我們要想到，任何的心理因素，都有其所發源的生理因素，任何的心理與生理因素，成為一種進行性、發展性、普遍徵狀性後，也就是成為疾病，是一個從侵害腦部，到侵害全人生活，甚至生命的疾病。

誰需要羞愧

無論我在網站部落格中，或是住院時遇到基督徒弟兄姊妹，常常碰到一個問題，「基督徒不是該時常喜樂嗎？那我得了憂鬱症，就是非常不榮耀神……。」於是，很多基督徒必須隱藏自己，以免被基督與教會拋棄；又或者，牧者絕不能提，以免絆跌別人；尤其是在教會擔任牧師、傳道、長老等職分的人，如果憂鬱病史曝光，那更是被指指點點，造成病況更嚴重。

當然，有些牧者，很想扶持罹患憂鬱症的弟兄姊妹，卻不得其道，只會說些不著邊際的安慰話，如：「不要想那麼多」、「一切交託給神吧！」豈不知，如果對方被教導一兩句，安慰幾小時，就會好轉的話，那也不用稱之為有病了。

另一面的壓力，出自於基督徒親友中的非信徒，他們會一臉質疑的說：「你不是有信仰的嗎？你不是基督徒嗎？基督徒不是應該都心中喜樂、臉上發光嗎？怎麼會憂鬱呢？」這對憂鬱症基督徒來說，又是另一項壓力打擊，只會被逼得更自閉、更嚴重。

如果你是憂鬱症患者的親友，或教會的牧養、輔導者，必須明白的是，憂鬱症患者需要的不是更多的教條，亦非一味的批評論斷，而是更多時間在愛裡的陪伴。

《聖經》箴言十四章十三節說到：「人在喜笑中，心也憂愁。」可見在神手中，早已明知這一切；從創世紀神造男造女後，人類歷史從未脫離過憂鬱症，如舊約《約伯記》中，闡述到約伯的痛苦，即說到：「我以歎息代替食物，我唉哼的聲音湧出如水。因我所恐懼的臨到我身，我所懼怕的迎我而來。我不得安逸，不得平靜，也不得安息；卻有攪擾來到。」（三章二十四—二十六節）這樣看來，約伯當時的痛苦，不但憂鬱，還可能兼併恐慌症。醫學上許多案例證明，罹患憂鬱症的人，大都也有恐慌症；我記得我住院時，病房中幾乎有三分之一的病人是如此情形。

憂鬱症會發生在非基督徒身上，也會發生在基督徒身上；聖經從未說得憂鬱症的人，不能因信不得救；聖經說的是，呼求主名的就必得救，信而受浸的就必得救；這跟有病沒病無關，而是信與不信有關；也沒有說，得憂鬱症，迴繞在痛苦邊緣的人，是信心軟弱；而是說人都是軟弱的，甚至使徒保羅還說，我誇我的軟弱，好叫神的能力顯得更完全。

真正可以叫基督徒羞愧的，並非罹患憂鬱症；而是那些高喊基督的愛與希望，只說些是應該不應該的，是非對錯的話，來衡量憂鬱症信徒，甚至放棄憂鬱症信徒，失去愛心、耐心與盼望的人，這些基督徒才需要羞愧。

我們應當想的是，在經歷憂鬱症期間，更加經歷神的安慰、憐憫與恩典，回應神的呼召，經歷神在我們身上美好的製作，得到一種無法被奪走的喜樂，以期將來安慰那些尚在憂愁中的人。

關於自殺的問題

憂鬱症病患症狀之一，通常會有自殺的意念、想法、計畫，甚至實際的執行，而自殺成功就換得家庭的悲劇，社會的議論。比如藝人自殺、作家自殺、甚至連企業家富豪都會自殺。自殺，不是發生在富人與窮人之別，或知識高低之別，或有無信仰之別；自殺，只發生在有病與沒病之別。

記得每當某名藝人自殺後，媒體大炒新聞，就會被指責，造成負面影響，引發自殺潮，但這樣的結果誰願意呢？民眾有認知的權利，張國榮、倪敏然的死與梅豔芳的死，都是一樣的，因為有病，只不過是不同的病；毫無理由憂鬱症就該被指責，而癌症就可以被同情。

作為一個護士，作為一個基督徒，我經常問自己，為什麼會得憂鬱症？難道是信心軟弱、信仰不堅、被神所棄、魔鬼仇敵攪擾嗎？就魔鬼攪擾來說，在某一方面，基督信仰中有奉耶穌基督之名而醫病趕鬼之權能，但也必須確定是被鬼附還是生病？隨著精神醫學的進步，已經愈來愈能夠在生物檢驗學的分析上，獲取驗證，得到治癒。

在基督信仰上，生病的人才需要醫師，主耶穌基督是真正的大醫師，要醫治我們的身心靈。我們每個人都可能因生病離開這旅居的世間，而這病當然也包括了憂鬱症。

當然，有許多人認為，自殺是神所不允許、不喜悅的，但重點不是基督徒可不可以自殺的問題，而是基督徒也會生病的問題；若執著於定罪憂鬱症患者，在這上面打轉，就會變成一種教條；在基督徒中間，對於憂鬱症病人的自殺意念，我們必須實行的，不是指責教導，而是更多的陪伴，再沒有什麼比陪伴更重要的了！

在新約中，連使徒保羅都曾有不想活的意念，「我正困迫於兩難之間，情願離世與基督同在，因為那是好得無比的；然而留在肉身，為你們更是需要的。」（腓立比書一章二十三—二十四節）所以，基督徒軟弱到情願離世，這並不可恥；可恥的是，那些認為罹患憂鬱症產生自殺意念是信仰可恥的人。

對於基督徒而言，應該做的是，對生病的弟兄姊妹，付之於無限的關愛，在彼此扶持、眾人的禱告中，使生病的基督徒產生為著愛神愛人的緣故，去除自殺的意念，彰顯生命大能。

絕望中的希望

聖經裡以色列國王大衛在詩篇中提到：「我心裡籌算，終日愁苦，要到幾時呢？」大衛經歷神所許可並給予的環境，心情多麼憂悶愁苦的呀！但他願將一切交託給神，在其中經歷神。所以，不是所有的基督徒都會得憂鬱症，但有的的確處在身心有病的煎熬中；問題在於，有否在其中經歷神大能的手，不斷地向神呼求、禱告、交託，承認自己的軟弱，讓神來做生命的掌權者。

《聖經》約伯記中三章二十至二十六節說到：「祂為何賜光給受患難的人，賜生命給魂中愁苦的人呢？他們切望死，卻不得死；求死勝於求隱藏的珍寶；他們尋見墳墓就快樂，極其歡喜；人的道路既然遮隱，神又把他四面圍困，為何賜光和生命給他呢？我以歎息代替食物，我唉哼的聲音湧出如水。因我所恐懼的臨到我身，我所懼怕的迎我而來。我不得安逸，不得平靜，也不得安息；卻有攪擾來到。」

這樣看來，真是沒人比聖經中的約伯環境更艱困、心情更憂鬱的了！但是，至終約伯成為完全仰望神，親身經歷並得著神恩典的人。（約伯記四十二章五節：「我從前風聞有你，現在親眼看見你。」）

此外，在教會歷史中，許多神學家、傳道人，都承受過憂鬱症的困擾與掙扎，如教會改革運動的馬丁路德，《天路歷程》的作者本仁約翰，還有英國著名傳道人司布真，他曾說過：「地牢就在絕望的城堡下。」

某一面來講，基督徒罹患憂鬱症，其實比不是基督徒的患者更為艱難！因為，任何一個基督徒都有一種渴望，期許自己能喜樂的完成神所安排在他們人生中的計畫，除了自己更能幫助別人，出黑暗入光明，活在神榮耀的光中。但這樣的完美主義，也可能使其深陷於更大的痛苦中，需要基督的恩典。

所以，如果你是基督徒，而又不幸罹患憂鬱症的話，記得在隱密中，將心轉向神，發出讚美聲。我們知道，患難中的歌唱，絕非人的天性；黑夜中的歌聲，只能從神而來。

想開一點就可以嗎？

患有憂鬱症的基督徒經常碰到親友，或教會弟兄姊妹以安慰的語氣說：「只要思念主，不要想太多啦！」「想開點，你這情況還好啦！」「只要倚靠主就沒問題！」「你不錯了，XXX的狀況才慘哩！」諸如此類的言語，表面上很關心，事實上只會讓憂鬱症患者感到更大的壓力，被拒於千里之外，完全否定患者的傾訴與感覺，一味只想扭轉患者認知，形成情緒上的暴力而非接納。

甚至於，有憂鬱症的基督徒會發生無法集中注意力，無法禱告、讀經、聚會，不是因為他們不信主、不愛主、不交託給主，而是因為他們生病了！

基督徒若遇到患憂鬱症的基督徒，千萬別像約伯的朋友一樣，抱持著錯謬的想法，認為約伯這樣的義人，竟遇到這樣痛苦的環境與心境，一定有暗藏的罪，不蒙神悅納。這樣的想法與說法，只表現出自己不想被憂鬱症弟兄姊妹所拖累，無異於落井下石，加重了患者的負擔；不但沒有益處，甚至不蒙神喜悅（如神要約伯的朋友所負責的）（註）。我們需要知道，只有主耶穌，才是真正的大醫師，更是寶座上的審判者；只有主耶穌，才有定罪與赦罪的權能！我們說任何話，任何行事為人，不能越過主所給我們的度量，而要讓神來做真正的主人。

從聖經以及歷代基督徒的歷史來看，罹患憂鬱症並非不屬靈的證據；反之，更是眾人一起在屬靈生命上成長的踏腳石。

註：見舊約聖經《約伯記》所記載。

真正的喜樂

許多人認為，聖經上說我們要喜樂，所以我們若不喜樂而得到憂鬱症，就好比怒犯天條，得罪神，不蒙神喜悅，如同聖經裡的痲瘋病人，必須遠離、甚至隔離；但這其實反而是中了仇敵詭計，讓我們無法在基督的身體裡，真切的彼此相愛，活出神就是愛的真實生命。

許多患者會這樣問：「我為什麼會得憂鬱症呢？誰不喜歡快快樂樂的啊！基督徒不是更該要喜樂平安嗎？」於是，憂鬱症似乎成了一種隱疾，特別對於基督徒而言，一旦被知道，就成了被質疑、被排拒，在信仰上被羞辱的人。但是，我們常常忘了，就另一面而言，主耶穌要我們明白，何謂真正的喜樂，這不是教義上的規條，而是屬靈上美好的生命經歷。因為真正的喜樂，不同於一般在許多天然人裡來去無蹤的快樂，而是這位主耶穌作為喜樂的生命種子，在我們裡面萌芽成長。

因此，我們必須經歷一個過程，那就是脫去舊人中喜樂的認知感，而進入基督在我們裡面作為喜樂泉源的實際；不看人世間那些暫時的快樂，而相信神要我們靈魂體全人都得到永永遠遠的健康，並且基督正在我們裡面成形、生長並擴大，這是按著神的計畫做工，使我們被雕塑成基督的形象；一如有個故事說，有人問木匠，要如何才能雕出這麼相像的印地安人，木匠回答：「只要把不像印地安人的地方，一一鑿去即可。」無可否認，被細雕的過程，必然是痛苦百倍的，但我們有一個確切的希望，知道匠人一定會完成作品，而這個作品就是我們。

許多人認為，憂鬱症是心靈問題，因此對基督徒而言是邪惡的；但事實上，作為基督徒，更需要相信這在神眼中，是美善的事；神許可祂的兒女經歷這靈魂的黑夜，目的是讓我們學習不再完全倚靠短暫世間旅程中的親友，除去過於看重自己的驕傲心態，及信仰中的膚淺之物，而更深地倚靠基督這位又真又活的神。

我們相信，在每一個人身上所發生的事，都沒有意外！因為聖經告訴我們，連一根頭髮掉在地上，都需要神的許可。那麼同樣的，憂鬱症這種痛苦找上我們，也有神的目的，是為著讓基督更深地進入到我們的生命深處，經歷更新與變化，而單一地信靠神，享受永遠的喜樂。

你是我的朋友嗎？

對於憂鬱症患者的親友或教會弟兄姊妹，很容易打著愛的旗幟，批評患者進步緩慢，不願改變自己等等；但實際上來說，憂鬱症患者最需要的不是這樣的批評、分析、論斷，而是一個有愛心、有智慧的朋友，陪伴患者一同走在顛簸的康復之路上；我們相信，一個可以這樣信賴的朋友，可能比十個精神專科醫師有用。

同樣的，基督徒患者必須逐漸建立一個觀念，我們並非要贏得世界的掌聲，也無需辛苦地保持或建立那些喜歡論斷者的友誼。最重要的是，我們是否與神同行？是否得到基督耶穌的生命性情，在我們裡面成長，而最終榮耀歸神。

尤其，憂鬱症患者很容易自閉，所以更需要能夠相信的朋友，以傾聽內心獨白；在堅持己念的時候，走出內在囚牢，才能真正進步，擺脫憂鬱症痛苦。

如果你是我的朋友，如果你我曾經相逢、相遇又相知，請不要在此刻離開我；請讓我知道，你沒有忘記我、沒有放棄我，你仍然願意，陪我走人生中小小的一段坎坷路。不會花你太多時間，真的。

需要服藥嗎？

初患憂鬱症者及其家屬都需要有一個認知，那就是一定需要服藥，服藥不會立刻見效，有時最短需要幾週，就算是需要幾個月，甚或經年累月，這都不足為奇。而且，沒有人能保證，也沒有人會事先知道，哪一些藥對患者有用；所以，患者即使感覺自己像白老鼠一樣被實驗，這也是正常現象；也就是說，抗憂鬱藥物治療，可能需要歷經許多嘗試與錯誤。

服藥對患者而言，的確是痛苦的過程；於是，很多人灰心喪志，用各種方法拒服藥物，或者尋找另類療法。當然，這並非對與錯的問題，在某些輕度憂鬱症的治療上，的確可以藉由心理治療或其他療法，逐漸脫離藥物。

知名的終身義工孫越說：「生命交給上帝，生病交給醫師，生活自己規劃。」憂鬱症的確是一種疾病，服藥並不代表基督徒對神沒有信心，更非顯示神沒有能力醫治，或神對患者沒有祝福；而是神要藉著醫師的手與藥物、及一切周遭的環境，來對我們進行真正的醫治。因此，服藥與屬靈的內在醫治，兩者完全沒有衝突。

服藥絕不等於取代對神的倚靠，甚至可能幫助患者，更加清楚的認識神的話語。當然，藥物也非萬靈丹；最重要的是，我們必須了解罹患憂鬱症的根源，並試著去解決那隱藏在深處的傷痛、恐懼與苦毒，進而與神的關係更加緊密。

忘記過去

憂鬱症發生的原因之一，也就是其遭受痛苦情緒折磨的關鍵點，其實是過去的某些不愉快的經驗纏繞拖磨著患者，即使表面上似乎過著正常生活，但在遇到某種相類似的狀況，就會把已經埋藏在潛意識裡的危機感，再度引爆出來，使自己與別人都炸得四分五裂。

真正的忘記過去，並非否認或否定，而是一個學習成長的過程，透過這個才能真實享受在基督裡的喜樂。

對很多人來說，忘記，的確是一個內心掙扎，其掙扎的能量更甚於教導的論點。因為我們都知道，聖經說我們必須忘記過去，努力面前，向著標竿竭力奔跑，要得神在耶穌基督裡，召我們向上去得的獎賞（腓立比書三章十二至十四節）。於是許多信徒就會認為，如果我沒有忘記過去努力面前，就會得罪神，因而更加埋藏自己的內心狀況，僅僅把這些聖經當成教導的名句格言，而非有深刻的經歷認知。

我們若能找出那不能忘記的心結，那麼下次再碰到類似經驗時，就不會用同樣失敗的方式來解決，進而得到真正的警惕，在生命深處，抓住此刻的感動，向前奔跑邁進。如此，才能把一切的消極情緒導致的傷害，轉為正面積極的能量，達到神要在我們身上成全建設的目標。

當我憤怒時

當我第一次因為重鬱症住進精神科病房前兩三週，我總是充滿著罪咎，怪責自己，對於工作上的人際糾葛與傷害，不斷纏繞綑綁著我，好似沸水一般。之後，我又對醫療團隊愈來愈沒信心，尤其看著他們的工作態度，想著自己這多年來在工作上的賣力與委屈，更感痛苦難當！

於是，我開始找醫療團隊的麻煩，只要發現他們小小的一點錯誤，甚或沒有錯誤，只是麻木，都會讓我暴跳如雷。即使我深深知道，作為一個充滿愛與光的基督徒，不可以脾氣這麼壞，但是，我沒有辦法！易怒的感覺，一直在我全人燃燒沸騰著。

於是，我深深知道，怒氣是臨床憂鬱症的特徵之一；只要我在醫院，就還是安全的。因為，我是個病人。但是，在外面，無論任何地方，都是會被排擠、被棄、被攻擊的。雖然我知道，我發怒的對象也許根本沒有問題，問題出在我自己身上，但我沒有辦法克制。

當我發怒時，情緒不穩，我需要被寬恕、受幫助。可是，大多數人只會還以更重的回擊；或者，走避遠離；或者，給予規條式的勸導。但其實，這些對憂鬱症患者以及其周圍的人，都沒有任何益處，只有給予陪伴支持，學習同理心的溝通技巧，讓醫師在藥物上調整，尋求諮商心理治療等，才能一步步走出牢籠，走向陽光。

很沮喪

面對著生活經濟的壓力，人情的冷暖，沮喪的感覺不斷鋪天蓋地將人淹沒。是的，就是沮喪，這是憂鬱症獨特且極其痛苦的心情，猶如世界末日，天旋地轉，一切都失去了興趣，沒有愛的能力，彷彿被打入無底深淵，又看不見施救的繩索，只能一直墜落……。

這時，憂鬱症患者會感到沒有得到任何人的理解。若再加上環境的改變，比如失去愛情、工作、婚姻、友誼，一些原本關切並習慣的人與事，突然從生活中消失，對患者而言，如同被槍斃一樣。因為不知道該如何從一個熟悉溫暖的世界，走向世界的了結，或另一個陌生的未知，而感到無比的懼怕與沮喪。

究竟是因為環境變更的沮喪引發憂鬱症，還是因為憂鬱症產生的症狀之一就是沮喪呢？其因果關係互相牽連著，但據統計來說，敏感的情感，對於完美的執著，通常是憂鬱症患者的人格特質。

沮喪的情緒通常是因為失去熱愛的工作，或深愛的親友。因此，在這段期間，如何幫助患者度過這樣因著失落生命中重要人事而導致的沮喪情緒呢？唯一之道，乃是陪伴，接納患者的情緒，陪伴在身邊，幫助其正確的服藥，並正常的生活作息，肯定其存在的意義與價值，使其撥開烏雲，看見陽光。儘管這條路這麼顛簸難走。

到底會不會好

我曾經在醫院裡，聽到許多患者問，她的重鬱症已經十年了，住院來來回回，真不知道會不會好？還有罹病七八年，進進出出各大醫院病房的；總之，老病患時而會在病房重逢，似乎成了一種循環與習慣。這讓人不得不問，憂鬱症到底會不會好？

首先，我們要認知，有憂鬱症症狀的不一定是憂鬱症病人，必須經過一段時間觀察及出現夠多的症狀。症狀如果再多，且時間再長，就會形成重鬱症患者，而有的重鬱症患者經門診治療仍無法控制，可能就需要住院成為臨床患者。當然，也有的長期嚴重失眠患者，需要住院調整睡眠狀態，而並不一定是重度憂鬱症。

一般憂鬱症，並未成為症狀夠多、患病時間夠久、領有終身重大傷病卡的重鬱症患者，當然這表示治療幾個月就會好；但重鬱症（領有重大傷病卡，甚至身心障礙手冊的患者）則不一定，其所謂好，是維持在某一正常狀態一段時間，甚至藥物的最低劑量，或者醫師認為可以到不必吃藥的階段，但這並不等於一定不會再復發。

復發的因素，視個人而有所不同，有的完全痊癒，停藥後終生不會復發；有的在遇到重大環境或情境因素時，必然再導致病情往下坡走，甚至住院的可能。通常，醫師不會隨意的完全停藥，一定是維持夠久的時間，病情沒有變化，才會減藥甚至停藥。否則，加藥上去，又等於重新再來；所以絕不能自己擅自停藥，還是要經過醫師的判定；而多數的醫師，也會維持住藥物的控制，就好比不間斷服用高血壓藥一樣。會不會有完全停藥康復的情形？若是遇到懂得你病情的專業醫師，在藥物、醫師、病患及家屬四者間的相互配合，當然有痊癒的可能。

憂鬱症會不會完全康復，每個人身上都有不同的答案，但我相信，如果你和你的醫師及家屬，都相信你會好，那麼就會好，至少會越來越好，信心的力量比什麼都重要。我的好幾個醫師一直相信我會好的，雖然經過這麼多年我都沒完全康復，但他們相信我是可以治好的，我也這麼相信著。

真的滿街都是憂鬱症嗎？

今天回醫院作心理治療，由於公車與捷運都不方便，就招了台小黃，上車後，告訴司機我要去的醫院地址，滿頭白髮但中氣十足的司機開口說：「哦！我知道啦！我也是那裡的病人。」

我有點驚訝地問：「那，您是什麼病呢？」

「憂鬱症啊！沒辦法，我看我最近又要去看病了！」他搖著頭無奈地說。

我訝異地問：「怎麼說呢？我也是憂鬱症啊！重鬱症中度單純發作。你有停藥過嗎？」

「一段時間沒有吃藥囉！現在不行了，最近發生一些狀況，真的好像大石頭壓在胸口，喘不過氣，很鬱悶，很難過，怎麼辦呢？先靠吃這個吧！」他說著拿出一包檳榔給我看。接著說：「我吃這個檳榔妳不會在意吧？」

對方壓力的。

「不會！不會！這也是抒發壓力的一種方法。」我知道對此病人，是不能再給對方壓力的。

他又滔滔不絕地說：「沒辦法！怎麼知道會得這種病？我從前都是帶給別人快樂的人！朋友都叫我『陽光男孩』哩！」天啊！這麼個乾癟糟老頭，我實在無法跟「陽光男孩」聯想在一起，但仍然乖乖地應和著。

緊接著他又說：「年輕時覺得自己多麼厲害、聰明絕頂又有什麼用？現在還不是開計程車，能把自己餵飽就不錯囉！」

「那您什麼時候開始生病的啊？」我關心地問。

他說：「十年前跟老婆離婚後，就開始得憂鬱症，我剛開始還不知道自己得了憂鬱症哩！只是整天躺在床上不吃不睡，整個人完全憂傷、崩潰，痛苦難抑啊！後來吃藥一段時間，慢慢好了就不吃藥。最近真的不行了。這幾年，朋友跟我介紹多少女人都不喜歡，偏偏看上一個長得也不好看，年紀也不輕，又沒才能的女人，剛開始只是同情她、想幫助她，沒想到這樣真的會產生感情啦！但是，她偏偏跟別人跑了，嫁到澳洲去，最近又說澳洲待不下去，要回到我身邊，天天打電話來，弄得我心神不寧，天天晚上睡不好。」

對於這種萍水相逢大吐苦水的別人家感情事，我向來不發表意見，聽聽就好，不斷點頭，予以同理心同情感的支持。但我發現，憂鬱症的病人感情都很敏感且脆弱，尤其是在人際關係相處這一面，就像蛋殼一樣，一碰就碎。

另一面，我在想，如果他回來看病，必然會要開始吃藥，而精神科的大部分藥物吃了是不能開車及操縱機械的，以免發生危險。那他的生計該怎麼辦呢？如果照樣開計程車維生，乘客也有點危險吧！他還算清楚自己的病情，願意看病吃藥的哩！今天社會上有多少人，還不知道自己有憂鬱症，或者根本拒絕看病，造成一些傷人傷己的悲劇啊！

正想著時，目的地已經抵達，那位司機還不停地跟我說：「妳還年輕，要加油喔！」我回答：「喔！我不年輕了，但我會加油，您也要加油，不舒服趕緊去看醫師喔！」然後我們揮手道別，突然覺得：憂鬱症真的這麼多，滿街都是嗎？還是，都被我碰到了哩！或者，病人間更會相互扶持？無論如何，這個社會人與人間，如果有更多的彼此關懷，愛可以融化冰冷受傷破碎的心。我這麼相信著。

這是件沒有面子的事嗎？

如果你自己或者家人罹患憂鬱症，會覺得那是一件很沒面子的事嗎？

最近在某小品故事刊物上，看到文中提及青少年因失戀罹患憂鬱症，其父親感到很沒面子，甚至如鴕鳥般逃避現實不願帶其就醫。我不知道現實生活中有多少這樣的情形？

就我自己而言，我如果在青少年時期得了憂鬱症，（不過那時候可能也不會感覺是憂鬱症吧！）我那名醫父親會引以為恥嗎？我想應該不會的，因為他從來不期望拿孩子各面的成敗來榮耀自己，他只會盡父親的責任想盡辦法來幫助我們而已；至於我母親，就是嘟嘟唸的操心囉！因為在我國中面對課業壓力時，曾經一段時間情緒極度不穩，卻因為父親的開導與幫助，一再告訴我不要患得患失，才能更清楚自己未來的人生。

或許因為父親的態度，讓我當年在激烈競爭下，即使面對自己是資優班最後幾名的恥辱，也不致於像今天的憂鬱青少年！

但是我仍然在邁入中年時，得了憂鬱症；因為一向自視甚高，少逢難關的我，竟然在經濟壓力中又面臨失業窘境，那是我第一次發病的原因。當我越來越不想動，世事萬念俱灰，與往日的豪情萬丈簡直差距千里，基於過去的專業知識，我知道我生病了。

在生病的第一二年期間，我並不會主動告知別人我有重度憂鬱症，不是因為我的面子問題，而是不想絆跌弟兄姊妹，因為每個人的看法不同，有一些人會認為：「那信主是什麼呢？正儀這麼愛主服侍主，怎麼也會有憂鬱症呢？」其實我覺得自己不愛主，也沒什麼服侍，只不過是一個病人蒙主憐憫醫治中，我懶得回答應付這些問題，卻也會造成我另一種無形壓力。我相信，每個人或多或少都有一些負面情緒，也都在被主醫治的過程中，以此顯示主榮耀的大能；但我們不要去散播這些負面情緒，也無須特意隱藏壓抑，要有正確的疏散管道，那就是除了身體服藥之外，最重要的還是要認識基督及祂的十字架。

至於我老公，會因為妻子得了憂鬱症而覺得沒有面子嗎？剛開始時因為他不懂這些臨床症狀，所以不覺得我有病，只要態度改正就好，我開始就醫後，反而他原本的性格改變很多；其後，他照顧我的經驗，還成為其他人的幫助。

直到今日，問我會不會覺得沒面子，我可能會一臉狐疑的表示：「我有『面子』可言嗎？」我不過是壓傷的蘆葦、將殘的火把，得神憐憫、蒙主恩典罷了！我一無所有；既然一無所有，也就不必害怕擔心失去所有囉！

所以重點我弄清楚了！不是罹患憂鬱症會不會讓自己或家人感到沒面子，這不是重點；對家人而言，面子應該不會比妻子、孩子重要；對自己而言，或許有現實工作上的考量不能讓人知道且傾訴心曲，但基本上最重要的，越放開這些外在名利面子的心靈桎梏，越能早日病得康復，心情生活也真正舒放。

長期解藥

我的心碎了，細菌在此蔓延、擴散，發炎指數不斷升高；我的愛，在流血，方才癒合又裂開，如南極破洞的臭氧層，北極崩裂的冰山，催促著地球的滅亡。

我的親友、弟兄姊妹啊！我們之間的愛與不愛，請不要照著自己的方式，不要因著我生病而有罪惡感，被我拒絕也不要放棄；不要因我覺得尷尬或羞恥，不要離開我像天與地那樣的遙遠。

所有的憂鬱症患者，都需要親友及社會在各方面的支持；因為患者會在社交生活上呈現退縮、脾氣暴躁、沒耐心、無法回饋別人的關愛等狀況，所以，更需要別人的關愛、支持、陪伴與鼓勵。

憂鬱症患者之所以能夠日漸康復，在於良好人際關係的支持。也就是說，在這場爭戰中，患者需要以話語或行動，在愛裡扶持。這樣的愛，無論患者說什麼或做什麼，都不會改變，且願意默默地待在身旁，陪伴到天長地久。

愛，是憂鬱症的長期解藥；藉著恆久忍耐、又有恩慈的過程，走出憂鬱心靈的迷宮。

愛是什麼？是再討厭再痛苦，都願包容；是不論自己多缺乏，都願給予。對於將殘的火把不吹熄，壓傷的蘆葦不折斷；愛就是神，就是神成為人子基督犧牲自己，作我們的替代，愛我們到底，不論何種環境，從來不放棄。

憂鬱症似乎是一種對愛的考驗，無論是任何的關係，只要能堅持一同攜手，再沒幾步，就能通過這試煉，共同享受那彼端的榮光將我們擁抱。不再有哭泣，不再有淚滴，不再有黑夜的恐懼；只有那是愛又是光的神，作為我們永遠的居所，保護我們直到永遠。

結語　無盡的感謝

我仍然繼續走在這條荊棘道路上，時而能夠振作起精神，奮力一搏；時而手足無措，感到無能為力。但是我知道，我一直在成長進步中，在我的周圍，有愛我的人以及我所愛的人，這是人生最重要的一件事。

每一天，都是信心的功課，相信明天會越來越好的，相信明天有飯吃不會餓死，相信一切不至於太糟，相信自己是有價值的，相信這個寂靜的過程是有意義的。事實上，這種相信，對憂鬱症患者而言，簡直不能用掙扎形容，可以說是一種暴虐的戰爭，狠冽的爭鬥，滿佈血淚傷痕。

也許，沒有人能了解，但是我感謝過去與現在在我生命中走過，在我生活中出現的人。我的丈夫，一路上的陪伴與照顧，與我更為相親。感謝我從前的老闆與老闆娘，即使有不愉快的傷痛，但那卻是幫助我更為了解自己內在的問題。任何消極事情的發生，都是為了更積極的成長與成全。這個世界每件事永遠有這兩面，但我們看那破壞後必然得建造的那一面，也用愛一同來建造。

無論如何，現在的我，彷彿又回到二十多歲時寫稿夢想的年代，多了滄桑，少了意氣，還擁有什麼，留待他人笑談。

在本書排版付梓前，發現自己得了多發性骨髓瘤這種癌症，未來前途如何，我並不害怕看到，因為我已得到永遠生命的盼望，我不知道明天如何，但我知道誰掌握明天。所以，我充滿無限的感謝與感激，因為愛我的人這樣多，每一件事總是看似無路又有路，縱使山窮水盡，但見柳暗花明；總有一條路，是可以走下去的。

我感謝鼓勵我寫稿的人，感謝我的父母與丈夫，感謝遠在地球另一端時時關心我的姊妹，還有周圍太多為我打氣的朋友，這是我活著的勇氣與力量，也唯有這樣關懷陪伴的愛，可以勝過疾病，讓生命發光，世界有新樣。

語言文學類 PG0444

我的憂鬱你明白
——精神科病房心靈遊記

作　　者 / 蕭正儀
責任編輯 / 胡珮蘭　黃姣潔
圖文排版 / 黃莉珊
封面設計 / 蕭玉蘋

發 行 人 / 宋政坤
法律顧問 / 毛國樑　律師
印製出版 / 秀威資訊科技股份有限公司
114台北市內湖區瑞光路76巷65號1樓
電話：+886-2-2657-9211　傳真：+886-2-2657-9106
http://www.showwe.com.tw
劃撥帳號 / 19563868　戶名：秀威資訊科技股份有限公司
讀者服務信箱：service@showwe.com.tw
展售門市 / 國家書店（松江門市）
104台北市中山區松江路209號1樓
電話：+886-2-2518-0207　傳真：+886-2-2518-0778
網路訂購 / 秀威網路書店：http://www.bodbooks.tw
國家網路書店：http://www.govbooks.com.tw
圖書經銷 / 紅螞蟻圖書有限公司
114台北市內湖區舊宗路二段121巷28、32號4樓
電話：+886-2-2795-3656　傳真：+886-2-2795-4100

2010年08月BOD一版
定價：240元

國家圖書館出版品預行編目

我的憂鬱你明白：精神科病房心靈遊記 / 蕭正儀著.
-- 一版. -- 臺北市 : 秀威資訊科技, 2010.08
面； 公分. -- (語言文學類 ; PG0444)
BOD版
ISBN 978-986-221-494-7(平裝)

1. 憂鬱症 2. 通俗作品

415.985 99009120

讀者回函卡

感謝您購買本書，為提升服務品質，請填妥以下資料，將讀者回函卡直接寄回或傳真本公司，收到您的寶貴意見後，我們會收藏記錄及檢討，謝謝！如您需要了解本公司最新出版書目、購書優惠或企劃活動，歡迎您上網查詢或下載相關資料：http:// www.showwe.com.tw

您購買的書名：________________________________

出生日期：________年________月________日

學歷：□高中（含）以下　□大專　□研究所（含）以上

職業：□製造業　□金融業　□資訊業　□軍警　□傳播業　□自由業

□服務業　□公務員　□教職　□學生　□家管　□其它_____

購書地點：□網路書店　□實體書店　□書展　□郵購　□贈閱　□其他

您從何得知本書的消息？

□網路書店　□實體書店　□網路搜尋　□電子報　□書訊　□雜誌

□傳播媒體　□親友推薦　□網站推薦　□部落格　□其他__________

您對本書的評價：（請填代號　1.非常滿意　2.滿意　3.尚可　4.再改進）

封面設計____　版面編排____　內容____　文／譯筆____　價格____

讀完書後您覺得：

□很有收穫　□有收穫　□收穫不多　□沒收穫

對我們的建議：________________________________

____

____

____

請貼
郵票

11466
台北市內湖區瑞光路 76 巷 65 號 1 樓

秀威資訊科技股份有限公司 收

BOD 數位出版事業部

....

（請沿線對折寄回，謝謝！）

姓　名：________________　年齡：________　性別：□女　□男

郵遞區號：□□□□□

地　址：____

聯絡電話：（日）________________　（夜）________________

E-mail：____